常见病
中医调治问答丛书

糖尿病

中医调治问答

总主编　尹国有　主编　孟　毅

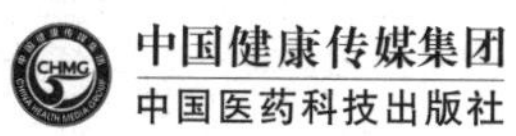

内容提要

本书是一本中医调治糖尿病的科普书，以作者诊治糖尿病经验及患者咨询问题为基础，以糖尿病的中医治疗调养知识为重点，采用患者针对自己的病情提问题，医生予以解答的形式，系统地介绍了糖尿病的防治知识，认真细致地解答了广大糖尿病患者可能遇到的各种问题。其文字通俗易懂，内容科学实用，可作为糖尿病患者家庭治疗和自我调养康复的常备用书，也可供临床医务人员和广大群众阅读参考。

图书在版编目（CIP）数据

糖尿病中医调治问答 / 孟毅主编 . — 北京：中国医药科技出版社，2022.10

（常见病中医调治问答丛书）

ISBN 978-7-5214-1964-1

Ⅰ . ①糖…　Ⅱ . ①孟…　Ⅲ . ①糖尿病—中医治疗法—问题解答　Ⅳ . ① R259.871-44

中国版本图书馆 CIP 数据核字（2020）第 155943 号

美术编辑　陈君杞

版式设计　也　在

出版　**中国健康传媒集团** | 中国医药科技出版社

地址　北京市海淀区文慧园北路甲 22 号

邮编　100082

电话　发行：010-62227427　邮购：010-62236938

网址　www.cmstp.com

规格　880 × 1230 mm $^{1}/_{32}$

印张　8 $^{1}/_{2}$

字数　191 千字

版次　2022 年 10 月第 1 版

印次　2022 年 10 月第 1 次印刷

印刷　三河市万龙印装有限公司

经销　全国各地新华书店

书号　ISBN 978-7-5214-1964-1

定价　35.00 元

获取新书信息、投稿、为图书纠错，请扫码联系我们。

本书编委会

主　编　孟　毅

编　委（按姓氏笔画排序）

王贺雷　朱　磊　李　广

陈玲曾　袁遵宇

前言

人最宝贵的是生命和健康，健康与疾病是全社会都非常关注的问题，健康是人们永恒的追求。返璞归真、回归自然已成为当今的时尚。中医注重疾病的整体调治、非药物治疗和日常保健，有丰富多彩的治疗调养手段，采用中医方法治疗调养疾病，以其独特的方式、显著的疗效和较少的不良反应，深受广大患者的青睐。为了普及医学知识，增强人们的自我保健意识，满足广大读者运用中医方法治疗调养常见病的需求，指导人们建立健康、文明、科学的生活方式，我们组织有关专家、教授，编写了《常见病中医调治问答丛书》。《糖尿病中医调治问答》是丛书分册之一。

提起糖尿病，大家都不陌生，因为在我们身边，有越来越多的人患有糖尿病。糖尿病是一种以血糖升高为特征，严重危害人们健康和生活质量的常见病、多发病，也是引发心脑血管、周围神经以及肾脏、眼部等病变的危险因素。随着人们物质生活水平的不断提高以及生活方式的改变，糖尿病的发病率呈逐年上升趋势。据报道，目前我国糖尿病患者已达1.4亿，同时还有众多的糖尿病“后备军”，昔日的“富贵病”已经蔓延成一种“大众化”的慢性病。什么是糖尿病？糖尿病的发病原因有哪些？中医是怎样认识糖尿病的？怎样治疗糖尿病？糖尿病患者还能长寿吗？……人们对糖尿病的疑问实在太多了。

本书以作者诊治糖尿病的经验及患者咨询时的问题为基础，以糖尿病的中医治疗调养知识为重点，采用患者针对自己的病情提问题，医生予以解答的形式，系统地介绍了糖尿病的防治知识。书中从正确认识糖尿病开始，首先简要介绍了糖尿病的概念、分类，糖尿病的发病原因、临床表现，以及糖尿病的诊断与预防等有关糖尿病的基础知识，之后详细阐述了中医辨证治疗、单方验方治疗、中成药治疗，以及针灸、按摩、饮食调养、运动锻炼、起居调摄等中医治疗调养糖尿病的方法。

书中语言通俗易懂，内容科学实用，所选用的治疗和调养方法叙述详尽，可作为糖尿病患者家庭治疗和自我调养康复的常备用书，也可供临床医务人员和广大人民群众阅读参考。需要说明的是，糖尿病是一种影响全身、难以根除的慢性病，医生与患者共同参与、互相配合，采取综合性治疗调养措施，是提高糖尿病治疗效果的可靠手段。由于疾病是复杂多样、千变万化的，加之糖尿病患者存在个体差异和病情轻重不一等情况，所以在应用本书介绍的方法治疗调养糖尿病时，一定要先咨询医生，切不可自作主张、生搬硬套地“对号入座”，以免引发不良事件。

在本书的编写过程中，参考了许多公开发表的著作，在此一并向有关作者表示衷心感谢。由于水平所限，书中不当之处在所难免，欢迎广大读者批评指正。

尹国有

2021年9月

目　录

第一章
正确认识糖尿病

第二章 中医治疗糖尿病

第三章 自我调养糖尿病

第一章
正确认识糖尿病

什么是糖尿病？怎样预防糖尿病？由于缺少医学知识，人们对糖尿病的疑问实在太多了，然而在看病时，由于时间所限，医生与患者的沟通往往并不充分，患者常常是该说的话没有说、该问的问题没有问，医生也有很多来不及解释的问题。本章讲解了什么是糖尿病、怎样预防糖尿病等基础知识，相信对正确认识糖尿病有所帮助。

01 什么是糖尿病？

咨询：我是一位教师，今年58岁，近半年来总觉得口干，以为与讲课有关就没有在意，但是最近小便次数较以前明显增多，昨天到医院就诊，测空腹血糖为12.6毫摩/升，医生说我很可能是得了糖尿病，必须进一步检查确诊，以便及时恰当地治疗，我想问一下到底什么是糖尿病？

解答：医生让您进一步检查确诊很有必要，空腹血糖的正常值为3.9~6.1毫摩/升，如果明显高于正常值，首先应考虑是否患了糖尿病，因为糖尿病是一组以慢性血葡萄糖（简称血糖）水平增高为特征的代谢疾病群。

人体内有一个叫胰腺的重要器官，胰腺有个很重要的功能，即生成一种叫作胰岛素的物质，胰岛素则是葡萄糖代谢中不可缺少的一种激素。高血糖是由于胰岛素分泌缺陷和（或）胰岛素作用缺陷而引起的。糖尿病除糖类代谢异常外，还有蛋白质、脂肪代谢异常。久病可引起多系统损害，导致眼、肾、神经、心脏、血管等组织器官的慢性进行性病变，引起功能缺陷及衰竭。病情严重或应激时还可发生急性代谢紊乱，如出现酮症酸中毒、高渗性昏迷等。

糖尿病的病因和发病机制较为复杂，至今尚未完全阐明，在不同类型糖尿病之间，其病因不尽相同，即使在同一类型中也存在异质性。目前公认糖尿病不是单一病因所致的疾病，而是复合病因的综合征。糖尿病的发病与遗传、自身免疫及环境等诸多因素有关。从胰腺的胰岛 B 细胞合成和分泌胰岛素，经血循环到达体内各组织器官的靶细胞，到与特异受体结合，引发细胞内物质代谢的效应，在这个过程中任何一个环节发生异常，均可导致糖尿病。

糖尿病以多饮、多尿、多食及体重减轻（“三多一少”）为主要临床表现，是一种临床常见病、多发病，也是引发心脑血管、周围神经以及肾脏、眼部等病变的最危险因素。随着人们物质生活水平的不断提高以及生活方式的改变，糖尿病的发病率呈逐年上升趋势，昔日的“富贵病”已经蔓延成一种“大众化”的慢性病。糖尿病使患者的生活质量降低，寿命缩短，病死率增高，严重危害着人们的健康和生命，因此应积极防治。

02 糖尿病有哪些类型？

咨询：我是一位糖尿病患者，希望能够多了解一些有关糖尿病的知识，以前我只知道糖尿病这个病名，患病后得知糖尿病有多种类型，比如我患的是 2 型糖尿病，我的朋友说他的儿子患有 1 型糖尿病，还听说有妊娠糖尿病等，我很想知道究竟糖尿病有哪些类型？

解答：不同类型糖尿病的发病方式、治疗方法和预后等是不尽相同的，为了开展流行病学和临床研究，同时对疾病进行临床控制，医学上通常将糖尿病分为 4 种类型，即 1 型糖尿病、

2 型糖尿病、妊娠糖尿病和其他类型糖尿病。

1 型糖尿病包括免疫介导 1 型糖尿病和特发性 1 型糖尿病，自身免疫（指人自身的免疫反应对自己身体造成伤害）是发生 1 型糖尿病的主要原因。此类患者胰腺中能产生胰岛素的细胞被破坏了，不能产生胰岛素，常导致胰岛素绝对缺乏，患者不注射胰岛素就无法生存。在我国，1 型糖尿病患者约占糖尿病患者总数的 5%，其中儿童和青少年较多，但也可发生于任何年龄。

2 型糖尿病患者发生糖尿病的原因以胰岛素抵抗为主，同时伴胰岛素产生不足，或以胰岛素分泌不足为主，伴胰岛素抵抗。因此 2 型糖尿病在早期不需要用胰岛素治疗，可以根据病情使用不同的口服降血糖药物。当然，随着病情的变化，有些 2 型糖尿病患者也需要用胰岛素进行治疗。在我国，90% 以上的糖尿病都为 2 型糖尿病，其发病年龄多在 40 岁以后，但近年来发病有低龄化的趋势。患者中约有 60% 体重超重或肥胖，同时有糖尿病家族史的人容易发生 2 型糖尿病，遗传因素在 2 型糖尿病发生中具有重要作用。

妊娠糖尿病是指女性在怀孕期间发生的糖尿病。通常有 2%~3% 的人会在怀孕期间发生妊娠糖尿病。许多患妊娠糖尿病的孕妇在孩子出生后血糖可以恢复正常。但是，曾经发生过妊娠糖尿病的妇女今后患糖尿病的概率会增高。

除上述 1 型糖尿病、2 型糖尿病、妊娠糖尿病之外，还有一些诸如胰岛 B 细胞功能遗传性缺陷、胰岛素作用遗传性缺陷等引发的其他类型的糖尿病，这类糖尿病比较少见。

03 哪些人容易患糖尿病?

咨询：我知道体型肥胖者、有遗传因素者容易患糖尿病，而我既不肥胖，家族中也没有糖尿病患者，不久前也被查出血糖偏高，医生说属于糖尿病前期，若不注意很容易发展为糖尿病，这使我很困惑，我想知道到底**哪些人容易患糖尿病?**

解答：容易患糖尿病的人在医学上叫糖尿病的高危人群，除您所说的体型肥胖者、有遗传因素者外，通常认为缺乏运动者、年龄偏大者、饮食失调者、脑力劳动者、有过血糖不正常者、患过妊娠糖尿病者、高脂血症患者、高血压病患者也均容易患糖尿病，乃糖尿病的高危人群。

缺乏运动者：运动锻炼能预防肥胖、高血压、高脂血症、糖尿病等，缺乏运动锻炼（几乎不运动或很少运动），容易导致肥胖，大大增加了糖尿病发病的危险性。

体型肥胖者：肥胖是糖尿病的危险因素之一，成人糖尿病患者中，有 60%~80% 的人发病前都属肥胖。

年龄偏大者：糖尿病多见于中老年人，大多数 2 型糖尿病患者是在 40 岁以后发病的，故年龄偏大者较容易患糖尿病。

饮食失调者：饮食不讲究，每餐总是吃得过饱，常下馆子大吃大喝，喜欢吃油腻食物，用餐不规律（如饥一顿饱一顿），吃糖过多、经常饮用含糖饮料，以及嗜好烟酒等，也容易患糖尿病。

遗传因素者：糖尿病的病因中遗传因素是明确的，如果家庭一级亲属（父母或兄弟姐妹）中有人患糖尿病，那么他（她）患糖尿病的概率就会增加，当然有糖尿病家族史不等于一定会患糖尿病。

脑力劳动者：由于从事脑力劳动者大脑长期处于紧张状态，加之缺少锻炼，体力活动减少，所以明显较体力劳动者易患糖尿病。

此外，有过血糖不正常者、患过妊娠糖尿病者，以及高脂血症、高血压病患者等，均可影响机体正常的糖代谢而容易患糖尿病。

04 糖尿病对人体有哪些危害？

咨询：我今年62岁，平时并没有什么不舒服，几天前儿女出于孝心让我到医院检查身体，说是没病早防、有病早治。后来医生说我血糖偏高，患有糖尿病，若不及时治疗容易引发冠状动脉粥样硬化性心脏病（简称冠心病）、脑梗死等，我想知道糖尿病对人体有哪些危害？

解答：糖尿病对人体的危害是显而易见的，了解糖尿病对人体的危害，对您来说是十分必要的。糖尿病本身并不可怕，可怕的是它的各种并发症，有相当一部分糖尿病患者是先出现了并发症状到医院检查，才发现糖尿病的。糖尿病对人体的危害，主要在于因长期病情控制不佳而引发的各种急、慢性并发症。

糖尿病的急性并发症主要有酮症酸中毒和高渗性昏迷。糖尿病酮症酸中毒可引起高血糖、高血酮、酮尿、脱水、电解质紊乱和代谢性酸中毒，严重者可导致昏迷，甚至危及患者生命。高渗性非酮症性糖尿病昏迷者可出现严重脱水、高血糖，但无酮症，如不能及时发现加以治疗和控制，很快会发展到嗜睡、神志淡漠，以至昏迷。这两种情况最多见于病情严重的糖尿病患者，尤其是老年患者，且病死率高，必须早期发现，积极抢救。

糖尿病的慢性并发症概括起来主要有侵及大血管、微血管、神经系统以及合并感染等。大血管的并发症有脑血管病、心血管病以及肢体外周动脉硬化；脑血管病以缺血性脑血管病为多，可引起脑梗死、脑出血等；心血管病变包括冠心病、心肌梗死等；肢体外周动脉硬化常以下肢动脉病变为主，表现为肢体疼痛、感觉异常，严重供血不足会导致肢端坏疽，甚至会造成截肢。

微血管的并发症主要有肾脏病变和视网膜病变。肾脏病变可有蛋白尿、高血压、水肿，晚期则可能发生肾功能不全。视网膜病变早期仅有视网膜的微血管瘤，随后可出现血管出血、水肿，出现新生血管，晚期可致出血、视网膜剥离，甚至发生失明等严重后果。此外糖尿病还可引起白内障、青光眼、屈光不正等多种眼病。

神经系统的并发症则主要有感觉神经病变、运动神经病变和自主神经病变等。感觉神经病变主要表现有疼痛、麻木和感觉过敏；运动神经病变主要表现为神经麻痹引起的运动障碍，局部肌肉可有萎缩；自主神经病变则主要表现为出汗异常、血压及心率变化、尿失禁和（或）尿潴留、腹泻和（或）便秘及阳痿等。

由于糖尿病患者机体抵抗力低下，而且血糖高于正常，可对细菌起到类似培养基的作用，所以糖尿病患者更容易合并各种感染。如糖尿病合并肺结核，则易发生皮肤化脓性感染、疖、痈，有时还可引起败血症等严重后果。

糖尿病的并发症涉及人体的心、脑、肾、眼、皮肤、神经等各个方面，其危害是严重的，因此要早期发现、早期治疗、严格控制，以预防各种并发症的发生和发展。

05 为什么不必恐惧糖尿病?

咨询：我刚查出患有糖尿病。我知道糖尿病的危害，我的邻居老张因为糖尿病不仅整天吃药，而且还不能工作了，另外一位邻居老李患糖尿病后没有坚持吃药，后来眼睛失明，我现在很担心，可医生说不必恐惧糖尿病，请问为什么不必恐惧糖尿病?

解答：您的担心不是没有道理，因为糖尿病是严重危害人们健康和生活质量的常见病、多发病，也是引发心脑血管、周围神经以及肾脏、眼部等病变的最危险因素，糖尿病本身并不可怕，可怕的是其并发症。

和那些患有糖尿病却满不在乎、不进行规范治疗的人相反，有些人在被诊断患有糖尿病后，和您一样，情绪和心态都发生了很大变化，整日担心害怕，唯恐出现并发症，十分恐惧。其实糖尿病虽然不能彻底治愈，但也不必恐惧，因为糖尿病是完全可以被控制的。

早期轻症糖尿病患者，通过积极调整生活方式，纠正不良生活习惯，随着精神压力的解除、情绪上的愉悦，大多数人的血糖可以恢复正常。而且只要控制好不出现并发症，患者照样可以健康长寿。对于一些肥胖比较明显的 2 型糖尿病患者，早期经过口服药物或胰岛素治疗，并坚持饮食控制和运动锻炼，体重会明显下降，有的人即使停用了降糖药物，血糖也完全可以暂时恢复到正常。对于通过饮食控制和减肥也控制不了的糖尿病患者，通过目前的医学手段和患者的良好配合，也是可以使糖尿病得到良好控制的。

对糖尿病患者来说，药物治疗只是一方面，血糖的稳定是建立在饮食、运动、药物、情绪等因素相互平衡的基础上的，只要注意了这几点，同时坚持病情监测是可以控制好血糖的。只要血糖控制在较好的水平，出现并发症的可能性就会明显降低，因此不必恐惧糖尿病。当然，糖尿病也是终身性疾病，在治疗上必须做好打“持久战”的思想准备，学会与糖尿病“和平共处”。

06 糖尿病的主要发病原因有哪些?

咨询：我父亲患糖尿病已多年，长年吃药，多次住院，不仅增加了家庭的经济负担，还严重影响日常生活和工作，家里人也很担心自己会不会患上糖尿病，所以我想知道**糖尿病的主要发病原因有哪些**？

解答：您的想法是正确的，糖尿病是一种全身受害、难以根除的慢性病，了解糖尿病的发病原因，采取切实可行的措施进行预防，是十分必要的。

糖尿病的发病原因一直是全世界糖尿病研究者关注的问题，尽管糖尿病的病因至今尚未完全阐明，但经过几十年的研究，一致认为糖尿病不是单一病因所致的疾病，而是复合病因的综合征。糖尿病的发病原因有遗传因素、环境因素等，归纳起来主要有以下几个方面。

（1）感染因素：1 型糖尿病与病毒感染有密切关系。感染本身虽然不会诱发糖尿病，但可以使隐性糖尿病得以对外显现出来。

（2）肥胖因素：肥胖是诱发 2 型糖尿病的最重要因素之一。肥胖有家族遗传倾向，也与生活富裕、饮食不合理、体力劳动减少有关。肥胖患者的胰岛素分泌相对不足，胰岛素受体减少，对胰岛素的敏感性减弱，从而易于发生糖尿病。

（3）饮食因素：饮食结构不合理，嗜食肥甘油腻及甜食，长期饮酒等，不仅可导致肥胖，也是促发糖尿病及其并发症的一个重要因素。

（4）妊娠因素：妊娠次数与糖尿病的发生有关，多次妊娠易使遗传因素较弱者或具有易感体质者发生糖尿病。妊娠过程中血糖异常升高及发生妊娠糖尿病的孕妇之后罹患糖尿病的概率会增加。

（5）遗传因素：糖尿病具有家族遗传性，糖尿病患者亲属的发病率比非糖尿病者亲属高 4~10 倍。

（6）体力活动：体力劳动不足也是 2 型糖尿病的发病因素。生命在于运动，缺乏必要的运动必然容易导致肥胖，使患糖尿病的概率大大增加。

（7）其他因素：随着社会的发展、生活节奏的加快，人们承受各种应激的机会增多，情绪紧张、波动，过度的长期心理压力，突然发生的创伤，不合理用药等原因都能诱发糖尿病。

07 为什么体形肥胖者容易患糖尿病?

咨询：我今年 44 岁，体形肥胖，不久前单位体检被查出患有糖尿病。我们单位的张师傅，两年前确诊糖尿病，其体形也较胖，我的邻居刘叔是众所周知的体形肥胖者，也患有糖尿病。因此大家都认为体形肥胖的人容易患糖尿病，我很想知道为什么体形肥胖者容易患糖尿病?

解答： 这里首先告诉您，体形肥胖者确实容易患糖尿病。有研究表明，体形肥胖者的脂肪细胞呈肥大型，肥大的脂肪细胞上的胰岛素受体相对减少，对胰岛素相对不敏感，虽有足够的胰岛素也不能发挥其作用，给机体带来了负担，不仅容易诱发糖尿病，而且易患高血压、高脂血症、中风、冠心病、内分泌紊乱等疾病。因此，肥胖不是健康的表现，而是某种疾病的先兆，减轻体重，防止肥胖，对预防糖尿病及其他疾病的发生有显著的作用。

肥胖有家族遗传倾向性，也与长期高热能饮食、低体力活动等不良生活方式有关。40 岁以后发病的糖尿病患者中，60%以上的患者发病时体重是超重或肥胖的；50 岁以后发病的糖尿病患者超重或肥胖者超过 80%。肥胖者的血液中，胰岛素含量虽然不低于正常人，有的甚至稍高于正常人，但是由于脂肪细胞的“大门”（胰岛素受体）不易被胰岛素所开启，会对胰岛素产生抵抗作用，而脂肪细胞又是体内葡萄糖的主要场所，为了降低血糖，在肥胖的状态下不得不加强胰岛素的分泌量，来抵消脂肪的对抗作用，胰岛细胞在长期的过度负荷下就会发生损伤，使胰岛功能下降或丧失，所以肥胖常是 2 型糖尿病的早期症状，是一种重要的诱发因素。由此可见，体形肥胖者容易患糖尿病。

08 精神因素与糖尿病有关系吗？

咨询：我今年48岁，性格内向，平素多愁善感，遇事容易紧张，爱钻牛角尖，经常失眠，3年前查出患有糖尿病，每当工作繁忙、精神紧张时，血糖就会波动较大，有人说糖尿病的发生及血糖的波动与精神因素密切相关，请问精神因素与糖尿病有关系吗？

解答：精神因素确实与糖尿病有着密切的关系，精神刺激是糖尿病的一种诱发因素，也直接影响着糖尿病的病情控制。

胰岛素是胰岛组织中B细胞分泌的一种激素，它的分泌除了受有关内分泌激素和血糖等因素的调节之外，还直接受自主神经功能的影响。当人处于紧张、焦虑、恐惧等应激状态时，交感神经兴奋会直接作用于胰岛B细胞受体，抑制胰岛素的分泌，同时交感神经还可作用于肾上腺髓质，使肾上腺素的分泌增加，间接地抑制胰岛素的分泌、释放。此外，胰高血糖素、糖皮质激素的分泌也受交感神经和副交感神经活动的影响，使血糖升高。最近的研究还发现，大脑皮质紧张时可分泌一种激肽－脑激肽，可使血糖升高，这也可能是2型糖尿病的诱因之一。当然，并不是所有人都会因不良情绪和精神因素而诱发糖尿病，只有受到强烈刺激，反复、持久地作用于机体，才可能引起糖尿病。

精神因素影响糖尿病病情的控制也是显而易见的。精神紧张，体内自主神经功能和内分泌功能系统会出现剧烈变化，如拮抗胰岛素的激素增多，肾上腺素会大量分泌到血液中，使血压增高、血糖升高，加重病情。情绪不良时，如紧张、焦虑、恐惧、抑郁等，使机体各种功能出现紊乱，胃肠的消化和吸收功能受影响，机体抗病能力减弱，多种病源乘虚而入，进而容易引发其他疾病。

保持良好的情绪有助于减少患糖尿病的概率。对糖尿病患者来说，虽然至今尚无根治的方法，但可以做到理想控制病情。糖尿病患者既不要悲观失望，又不能熟视无睹，应在控制饮食、药物治疗、适量运动以及保持规律生活起居的基础上，注意精神调摄，善于控制喜、怒、哀、乐，保持良好的心态和稳定的情绪，以利于病情的控制。

09 糖尿病会遗传吗？

咨询： 我姥姥10年前因糖尿病并发冠心病心肌梗死去世。我妈妈今年58岁，6年前检查出患有糖尿病。我今年36岁，自我感觉身体还不错，但不久前单位体检时也查出血糖偏高，我们姐妹几个都很担心糖尿病会遗传，也患上糖尿病，请问糖尿病会遗传吗？

解答： 不少糖尿病患者的亲属都问过这个问题，这里可以告诉您，糖尿病的遗传因素是明确的，如果家庭一级亲属（父母或兄弟姐妹）中有人患糖尿病，那么他（她）患糖尿病的概率会增加。当然您姐妹几个也不必过于担心，遗传因素只是糖尿病诸多发病原因中的一个方面，有糖尿病家族史不等于一定会患糖尿病，只是比没有糖尿病家族史的人患此病的概率高一些。

有资料表明，糖尿病患者亲属中糖尿病的发病率比非糖尿病患者亲属高 4~10 倍，有糖尿病家族史者发生糖尿病的危险性较无糖尿病家族史者高 2.4 倍。40 岁以前发病的 1 型糖尿病患者中单卵双生的糖尿病发病一致率达 30%~50%，而双卵双生的 1 型糖尿病的发病率较单卵双生的发病率低。另外，有糖尿病家族史、父母患有糖尿病以及原来已患有高血压、高脂血症、冠心病、肥胖症等疾病者都容易患糖尿病。这里需要说明的是，许多人混淆了遗传病和遗传倾向这两个概念，糖尿病不是遗传病，但有遗传倾向。正如以上所说，遗传易感性在糖尿病的发病中起着重要作用，遗传危险因素是多基因模式，不是每一个存在危险基因的人都会患糖尿病，糖尿病的发病是多种基因和环境因素共同作用的结果。

10 吸烟对糖尿病患者的危害有哪些?

咨询：我今年 52 岁，有近 30 年的烟龄，每天吸烟 20 支左右，半年来出现口干渴、小便增多，2 周前到医院检查，测空腹血糖 14.8 毫摩 / 升，确诊为糖尿病，医生说吸烟对糖尿病患者危害很大，让我戒除吸烟，我想进一步了解吸烟对糖尿病患者的危害有哪些?

解答：医生让您戒烟是十分必要的。当我们拿起烟时，会发现在烟盒上都印有“吸烟危害健康”的警告。吸烟的危害性是显而易见的，但当今我国烟民仍众多，其中不乏糖尿病患者吸烟者。吸烟对糖尿病患者的危害是多种多样的，可以说糖尿病患者吸烟等于“慢性自杀”。

吸烟可以刺激肾上腺素分泌，使心跳加快、血压升高、血糖升高，对糖尿病有直接危害；大量吸烟可抑制和麻痹神经，诱发神经并发症；烟中的尼古丁能损害动脉内膜，导致动脉粥样硬化斑块形成；尼古丁还能促使血管收缩，诱发心绞痛；吸烟对呼吸道黏膜有直接刺激作用，可破坏呼吸道防御功能，易诱发呼吸道感染，使糖尿病恶化；如果烟酒共进，留在口、鼻、喉、肺中的致病物质就会在酒精的作用下迅速分解，更易进入体内，危害性更大。

糖尿病患者如果长期吸烟不能戒除，不仅会影响神经系统功能，烟草中的烟碱还会刺激体内的肾上腺素分泌等，直接导致血压升高和血糖波动，使血糖控制难上加难，促使糖尿病进一步发展。另外，吸烟还会影响机体脂类物质的代谢，导致血脂异常，而糖尿病本身就容易导致高密度脂蛋白胆固醇降低，吸烟会进一步推动这一过程，进而诱发心脑血管疾病。同时吸烟还会给血管内膜造成损伤，使血管壁阻力增大，促进糖尿病患者大血管和微血管并发症的发生。

糖尿病患者若长期控制不好血糖，很容易产生包括大血管、小血管病变在内的多种并发症，如血管病变的下肢动脉血管闭塞、冠心病、高血压、脑卒中等并发症。如果糖尿病患者再有吸烟的嗜好，将会成倍增加患这些并发症的风险，如果不想因高血压、心肌梗死、心绞痛而卧床不起，如果不想因脑卒中而半身不遂，如果不想因下肢动脉血管闭塞而彻夜疼痛难眠，如果想要提高生活质量、延长寿命的话，糖尿病患者必须拒绝香烟的诱惑，戒除吸烟。此外，吸烟还能引起慢性咳嗽、支气管炎、肺气肿和肺癌，以及消化不良、腹泻、食欲不振、味觉减退、手颤、肌肉紧张等。

由上不难看出，吸烟确实危害健康，吸烟对糖尿病患者和健康人都有很大的危害，希望糖尿病患者一定要注意戒烟。

11 糖尿病患者为什么容易血脂高？

咨询：我的同事刘老师，体型肥胖，患糖尿病已多年，同时伴有高脂血症。我今年49岁，身体并不肥胖，2年前经检查确诊患有糖尿病，并且血脂也较高，我听人们说糖尿病患者容易出现血脂高，我不明白，**糖尿病患者为什么容易血脂高？**

解答：这里首先告诉您，糖尿病患者确实容易血脂高。糖尿病是由于机体胰岛素绝对或相对不足而引起血糖异常升高的疾病，很多糖尿病患者不但血糖水平升高，血脂水平也常升高，这是因为胰岛素不仅控制着血糖的高低，而且还是机体脂肪和蛋白质代谢的主要调控因素，胰岛素不足可使脂质贮存减少、“好胆固醇”减少，同时高血脂和高血糖相互影响，所以糖尿病患者往往伴有血脂代谢紊乱，出现通常我们所说的“高血脂”。

（1）胰岛素不足使脂质贮存减少：胰岛素对血脂的调控主

要通过两条途径，其一是胰岛素可以抑制人体内的脂肪组织向血液中分解释放脂肪酸；其二是胰岛素可以促进脂肪组织从血液中摄取多余的脂质并贮存起来，使血脂保持在正常范围。糖尿病患者由于胰岛素绝对或相对不足，对血脂的调控作用无法正常发挥，脂肪组织分解释放脂肪酸的活动得不到抑制，摄取和贮存多余脂质的能力得不到促进，导致脂质贮存减少、分解加强，使进入血液的脂质增多，引发“高血脂”。

（2）胰岛素不足导致“好胆固醇”减少：血液中的脂质要靠高密度脂蛋白代谢，一个高密度脂蛋白分子可以“运输”5~6个低密度脂蛋白或三酰甘油分子到肝脏进行分解处理，最终排出体外，因此高密度脂蛋白被称为“好胆固醇”。高密度脂蛋白在人体血液中的浓度与胰岛素的浓度有关，糖尿病患者体内的胰岛素绝对或相对不足，血液中的高密度脂蛋白浓度会随之相应下降，这是因为胰岛素缺乏会导致脂蛋白脂酶活性降低所致。高密度脂蛋白必须在脂蛋白脂酶的作用下才能由极低密度脂蛋白转化而来，脂蛋白脂酶活性下降，极低密度脂蛋白转化为高密度脂蛋白的量就会减少，从而致使一部分低密度脂蛋白和三酰甘油无法被运送到肝脏代谢而留在血液中，血液中的总胆固醇或三酰甘油等指标就会超出正常范围，引发“高血脂”。

（3）高血脂和高血糖相互影响：糖尿病患者由于胰岛素缺乏会引发血脂升高，同样血脂升高也会诱发糖尿病或加重糖尿病的病情，二者相互影响。血液中的三酰甘油、低密度脂蛋白等脂质增高后，会在肝脏、肌肉、皮下、腹腔里堆积起来，还有一部分会变成血游离脂肪酸。血游离脂肪酸有两大危害，第一会引起胰岛素抵抗，即过多的血游离脂肪酸可通过抑制肌肉组织等对葡萄糖的利用，促进肝脏将非糖物质如脂类、蛋白质转化成糖（医学上称糖异生），使胰岛素不能有效发挥作用；第二会引起分泌胰岛素的胰岛 B 细胞功能障碍，因为血游离脂肪酸可以与葡萄糖相互制约，抑制胰岛素的合成和分泌，三酰甘油在 B 细胞内堆积可引起胰岛素分泌功能受损和 B 细胞凋亡，加重糖尿病病情。

另外，血液中增高的三酰甘油和低密度脂蛋白等会沉积在血管壁上，损伤血管内皮并逐渐形成粥样硬化斑块，进而引发一系列血管病变，导致糖尿病并发症的发生。

高血脂和高血糖是相互影响的，虽然调控血糖在一定程度上能改善血脂，但要达到理想水平，还需要调血脂药进行干预治疗。因此，糖尿病与血脂代谢的治疗状况已经成为目前糖尿病患者病情控制优劣的重要标准。

12 引起血糖升高的原因有哪些?

咨询：我今年 43 岁，不胖不瘦，平时并无不舒服的感觉，1 个月前单位体检时发现血糖高于正常，我很担心患糖尿病，不过之后连续复查两次血糖都在正常范围，医生说我属暂时性的血糖升高，我想了解一下引起血糖升高的原因有哪些?

解答：您不必过于担心，暂时性的血糖升高很常见，不能与糖尿病相提并论。其实，引起血糖升高的原因是多种多样的。

人体血液中所含的葡萄糖称为血糖。血糖是人体活动能量的主要来源，其中全身总热能的60%~70%是由膳食中的糖类供给的。在正常情况下，血糖保持动态平衡，空腹血糖为3.9~6.1毫摩/升，进食后2小时血糖最高不超过7.8毫摩/升。

正常人体内血糖的来源有3条途径。其一是外源性，即从饮食中摄取的糖类，通过胃肠道消化吸收进入血液；其二是内源性，即从储存的肝糖原、肌糖原中分解补充；其三是糖原异生，即蛋白质、脂肪通过糖的异生分解作用，转变成游离葡萄糖释放入血液中。上述途径又受内分泌激素的调节，使血糖处于平衡的环境。胰岛素能使血糖浓度下降，而肾上腺皮质激素、胰高血糖素等则能使血糖上升，精神紧张、饮食不调、长期应用激素以及各种应激状态等，均可使内分泌激素调节失衡，从而引发血糖升高。将引起血糖升高的原因归纳起来，主要有以下几方面。

（1）精神紧张：可影响内分泌功能，刺激肾上腺素分泌使其增加，导致血糖升高。

（2）饮食不调：饥饱失常也是引起血糖升高的原因之一。饮食过量时会使血液中游离的葡萄糖增多，血糖升高；饥饿时可反射性地促进糖的异生，引起血糖增高。

（3）应激状态：如在剧烈运动、疼痛、全身麻醉、外伤、寒冷、疲劳、感染等应激情况时，体内某些激素如生长激素、肾上腺素、肾上腺皮质激素、胰高血糖素等分泌增多，加速糖原分解，可导致血糖升高。

（4）某些疾病：如患有甲状腺功能亢进症、肢端肥大症、库欣综合征、嗜铬细胞瘤、胰腺瘤、胰腺癌等疾病时，也可引起血糖升高。

（5）激素影响：长期应用激素类药物，亦可影响机体的内分泌系统，使内分泌激素调节失衡，从而引发血糖升高。

由上可以看出，引起血糖升高的原因是复杂多样的，仅有一次血糖水平的增高是不能诊断为糖尿病的，要确诊糖尿病，需进一步反复多次检查空腹血糖及尿糖，必要时还需做葡萄糖耐量试验、胰岛素释放试验以及C肽测定等。

13 什么是“三多一少”？糖尿病常有哪些表现？

咨询：我今年50岁，身体一直很好，因近段时间小便次数明显增多到医院就诊，检测空腹血糖为15.2毫摩/升，诊断为糖尿病。医生说我的症状不典型，糖尿病典型的症状是“三多一少”，请您给我讲一讲什么是“三多一少”？糖尿病常有哪些表现？

解答：“三多一少”确实是糖尿病的典型症状，所谓“三多一少”，是指多饮、多食、多尿和体重减轻。多食表现为饭量比以前增大，天天不干活仍然不到饭点就感到饿，即使吃撑了还是感觉没吃饱；多饮表现为总感觉口干、舌头发黏，不断地喝很多水，喝得肚子发胀，仍感到口渴难忍。多尿表现为白天、夜间小便次数和尿量都增多，特别是夜间尿多，常起身上厕所；体重减轻则表现为体重一再下降，身体消瘦。

当然，并不是所有糖尿病患者都具有典型的症状，很多糖尿病患者在早期可能并没有典型的“三多一少”症状，或者症状很轻，常常是“静悄悄”地纠缠上的，像个“无声的杀手”，如若对这种病没有足够的认识，常常会被忽视，从而可能失去早期发现与及时治疗的机会。有句话说得对，“糖尿病只有想不到，不会查不出”。只要有些糖尿病的常识，对自己的身体多一些关注，身体不舒服时不是太不在意，若患了糖尿病就能较早发现。

糖尿病患者除了“三多一少”的典型症状外，还常会出现一些不太典型的表现。常见的有经常感觉疲劳，全身困乏无力，提不起劲，特别是双腿酸软发沉，老想躺着；饭后 2~3 小时或午饭前及晚饭前常发生心慌、多汗、头晕、饥饿等；皮肤经常生疖长疮、化脓，伤口不容易长好，出现脚趾糜烂坏死等；生育年龄妇女出现多次流产，或生产“怪胎”、巨婴；女性反复出现尿道感染、外阴瘙痒，男性出现阳痿；发生原因不明的手足麻木、小腿疼痛、抽筋；眼睛突然看东西模糊等。

14 有多饮、多尿的症状就一定是糖尿病吗？

咨询：我今年 48 岁，近 2 个月来经常觉得口干，饮水相应较多，小便也较以前明显多了起来，单位同事说我出现了多饮、多尿的症状，可能是患了糖尿病。我到医院检查血糖，血糖仍在正常范围，这让我很是疑惑，请问有多饮、多尿的症状就一定是糖尿病吗？

解答：多饮、多食、多尿和体重减轻是糖尿病典型的“三多一少”症状，不少人会认为糖尿病一定会出现多饮、多食、多尿的症状，一旦喝水多一些、小便多一些，就怀疑得了糖尿病，其实这种认识是错误的。

糖尿病患者的多尿主要是由于血糖升高，超过肾糖阈（8.9~10 毫摩 / 升），排入尿中的糖增多，使排尿次数和尿量增多，从而由于失水引起口渴、多饮。并不是所有的糖尿病患者都有“三多一少”症状，临床中有相当一部分糖尿病患者是没有明显的口渴多饮、多食、多尿和体重减轻症状的。

多饮、多尿虽然是糖尿病患者的典型症状，但有多饮、多尿症状也并不一定是糖尿病，有的人喝水喝得多或排尿排得多，而血糖正常，那就不是糖尿病。如尿崩症，可出现烦渴多饮、多尿，甚至严重脱水，它是由下丘脑或垂体后叶病变引起的，但其血糖正常、尿糖阴性；再如精神性烦渴也常表现为多饮、多尿，但血糖正常、尿糖阴性，此种患者往往有精神异常或精神刺激史，常伴有神经衰弱等一系列症状。另外，在某些情况下正常人也会表现为烦渴、多饮、多尿，如在天气炎热的时候，汗排出较多，机体这时需要一定的水分补充，就会造成饮水量增多，饮水一多则小便也会随之增多，这是人体正常的现象；又如天气寒冷时尿量也会增多，这也是人体正常的生理现象。

因此，当有多饮、多尿症状时，不一定就是患了糖尿病，诊断糖尿病不能仅凭症状。确定糖尿病的金标准是血糖检测，需要检测空腹血糖、餐后 2 小时血糖等相关指标，只有符合糖尿病的诊断标准者，才能确诊为糖尿病。

15 为什么有的糖尿病患者没有自觉症状？

咨询：我今年46岁，身体一向很好，平时并无不舒服的感觉，以前单位每年组织体检均没有发现异常。可不知为何，今年体检后医生说我空腹血糖明显偏高，要求我进一步检查，后来确诊患有糖尿病，我不明白，为什么有的糖尿病患者没有自觉症状？

解答：不同类型和不同病期的糖尿病患者可以有不同的症状。糖尿病的典型症状为“三多一少”，即多饮、多尿、多食和体重减轻，但是也有一部分糖尿病患者由于病情较轻，症状可不典型或无任何症状。如隐性糖尿病又称为亚临床糖尿病或糖尿病缓解期，平时不表现糖代谢异常，故没有自觉症状，只有在应激情况下，才发生糖耐量不正常或临床糖尿病；有些老年糖尿病患者，由于肾糖阈很高，虽然有空腹高血糖或明显的糖尿病性微血管病变，但无多饮、多尿等糖尿病典型症状，可称为无症状的临床糖尿病；还有些糖尿病患者空腹血糖正常，但餐后血糖升高，有尿糖，糖代谢紊乱不严重，因而也没有自觉症状。

此外，有的糖尿病患者虽有症状，但由于不太注意或不了解糖尿病的有关表现而往往被自己忽略，如错误地认为多饮、多尿是自己的习惯而不是病；多食常常认为是好的现象，说明胃口好；体重下降常被解释为最近太劳累等原因，导致患糖尿病多年以后才被发现。

绝大多数糖尿病患者或多或少地都会有一些临床症状，没有自觉症状者只占其中的很少一部分，大多数是由于患者不太注意而被忽视了。因此，对糖尿病的易患人群要定期检测血糖，对糖尿病症状不典型或易被忽略的患者也要提高警惕，以便及早发现和及时治疗，否则非常容易导致糖尿病并发症的发生。

16 需要做哪些检查才能确定是否患有糖尿病？

咨询：近段时间，我不仅感到口干渴、饮水多，还出现了多尿、失眠、乏力等症状，到医院就诊，测空腹血糖为 7.6 毫摩 / 升，医生说单凭自觉症状和此次血糖检测还不能确诊为糖尿病，需要做进一步检查，我要问的是需要做哪些检查才能确定是否患有糖尿病？

解答：医生的说法是正确的，单凭您口干渴、饮水多、多尿、失眠、乏力等症状，以及此次空腹血糖 7.6 毫摩 / 升，确实还不能确诊您患有糖尿病。

诊断是否患有糖尿病，不能仅凭临床症状，还需借助客观检查，通过检测尿糖和血糖才能确定，其中血糖检测是可靠依据。血糖检测不仅包括空腹血糖检测，还包括餐后 2 小时血糖检测、随机血糖检测、口服葡萄糖耐量试验等。

（1）尿糖检测：尿糖阳性是诊断糖尿病的重要线索，但尿糖阴性不能排除糖尿病的可能。并发肾小球硬化症时，肾小球滤过率降低，肾糖阈升高，此时虽血糖升高而尿糖呈假阴性；反之如肾糖阈降低（如妊娠），虽然血糖正常，但尿糖可呈阳性。正常人每日尿中排出的葡萄糖不超过 100 毫克，一般常规的尿糖定性测不出，若每日尿中排出的葡萄糖超过 100 毫克，尿糖定性即可测出，称为糖尿。

（2）空腹血糖检测：空腹血糖检测是指在前一天下午 6 点左右吃晚饭后不再吃任何食物，于第 2 天早晨 7~9 点空腹状态下抽血进行的血糖测定。空腹血糖检测是诊断糖尿病必须检查的项目，但仅凭空腹血糖某一次增高不能确诊糖尿病，空腹血糖值正常也并不能完全排除糖尿病，因为影响血糖的因素很多，同时有许多人可表现为餐后血糖增高。属于糖尿病高危人群的人应做口服葡萄糖耐量试验，进一步明确是否有糖尿病。

（3）餐后 2 小时血糖检测：接受检查的人从吃第一口饭开始计算时间，到整 2 小时后取血进行血糖检测，称为餐后 2 小时血糖检测。此法可以用来筛查糖尿病，对于某些 2 型糖尿病患者来说，空腹血糖可能并不高，甚至完全正常，而餐后 2 小时血糖却可能很高。如果餐后 2 小时血糖明显增高，则应做口服葡萄糖耐量试验来明确是否有糖尿病。

（4）随机血糖检测：是指不考虑上次用餐的时间，一天中任意时间取血进行的血糖检测。若患者有明显症状，且随机血糖检测结果较高，就可以诊断为糖尿病。

（5）口服葡萄糖耐量试验：在空腹 8 小时以上后，先取血（做空腹血糖检测用），然后让受检者在 5 分钟内慢慢地将专用葡萄糖水（75 克即一两半医用无水葡萄糖粉溶解于 300

毫升温开水中）喝完，从喝第一口糖水时开始计时，并于喝糖水后 2 小时抽血，分别检测喝糖水前和喝糖水后 2 小时的血糖含量。当空腹血糖检测值升高的程度高于正常，但又达不到糖尿病的诊断标准，医生难于进行糖尿病的明确诊断时，进行口服葡萄糖耐量试验可以更准确地诊断糖尿病。已确诊的糖尿病患者、空腹血糖明显增高的重症患者都不宜做此检测。

17 什么是糖化血红蛋白？糖化血红蛋白测定有何意义？

咨询： 我前年确诊患有糖尿病，之后一直坚持服用二甲双胍治疗，血糖控制得不错。让我疑惑的是，每次到医院复查时，医生不但让我测血糖，还总是让我检查糖化血红蛋白，我想了解一下**什么是糖化血红蛋白？糖化血红蛋白测定有何意义？**

解答： 这里首先告诉您，医生让您检测糖化血红蛋白是很有必要的。血中葡萄糖与红细胞的血红蛋白相结合的产物，即红细胞的血红蛋白中的糖基化部分，称为糖化血红蛋白。正常人血红蛋白中的糖化血红蛋白约在 7% 以下，糖化血红蛋白的多少与血中葡萄糖的含量高低成正比关系，可以间接反映血糖浓度的改变，同时也反映了机体糖代谢的状态，所以糖尿病患者常需做糖化血红蛋白测定。归纳起来，糖化血红蛋白的临床意义主要体现在以下几点。

（1）长期以来，评价糖尿病长期控制水平一直是个困难的问题，对病情波动较大及注射胰岛素的患者尤其如此。1 次血糖、尿糖测定，只能反映抽血当时的血糖水平，并且血糖随进食和糖代谢的变化而有所改变，不能说明前一段较长时间血糖水平的全貌。而糖化血红蛋白随血糖变化而变化，可以反映出患者在抽血检验前 4~8 周之内的平均血糖水平。

（2）糖化血红蛋白不仅可作为糖尿病的病情监测指标，也可作为轻症、2 型隐性糖尿病的早期诊断指标，但不是诊断糖尿病的敏感指标，不能取代现行的糖耐量试验。因此，糖化血红蛋白可作为糖尿病普查和健康检查的项目。

（3）正常人的糖化血红蛋白在 7% 以下，如果其大于 11.5%，则说明存在持续性高血糖，可能出现糖尿病性肾病、动脉硬化、白内障等并发症。

（4）糖化血红蛋白测定对预防糖尿病孕妇的巨大胎儿、畸胎、死胎，以及急、慢性并发症的发生发展监督具有重要意义。

（5）对于病因尚未明确的昏迷患者或正在输注葡萄糖进行抢救的患者，急查糖化血红蛋白具有鉴别诊断的价值。

（6）对于糖化血红蛋白增高的糖尿病患者，应警惕酮症酸中毒等急性并发症的发生。

18 什么是C肽？C肽测定有何意义？

咨询：我患糖尿病已6年，一直服用消渴丸（每次5粒，每日3次，口服）治疗，血糖控制比较满意，不知为什么最近血糖上升了，我把消渴丸增加到每次10粒，每日3次，血糖仍居高不下，医生让我做C肽测定，麻烦您告诉我什么是C肽？C肽测定有何意义？

解答：胰岛细胞在分泌胰岛素的时候，首先合成一种胰岛素前体物质，称为胰岛素原。胰岛素原在酶的作用下裂解为一分子的胰岛素和一分子的连接肽，简称为C肽。C肽没有胰岛素的生理作用，而胰岛细胞分泌胰岛素和C肽呈等分子关系，即分泌几个胰岛素分子，同时必然分泌几个C肽分子。因此，通过测定患者血中C肽量的多少，可以反映胰岛细胞的功能。测定C肽在糖尿病的诊断治疗中具有重要意义，归纳起来主要有以下几个方面。

（1）C肽不受胰岛素抗体干扰，采用胰岛素治疗的患者可以通过直接测定C肽来判断病情。

（2）可以鉴别各种低血糖的原因。如C肽超过正常，可以认为是胰岛素分泌过多所致；如C肽低于正常，则为其他原因所致。

（3）定期测定C肽浓度，对了解糖尿病患者胰岛功能，病情轻重及临床治疗效果，都有重要意义。

（4）测定C肽浓度，有助于鉴别糖尿病的临床类型。

（5）测定C肽还可判断胰岛细胞瘤手术的效果。若术后血中测定C肽水平仍很高，说明有残留的瘤组织；若在随访中C肽水平不断上升，提示肿瘤复发或转移的可能性很大。

用胰岛素治疗的糖尿病患者，只能做C肽测定，而不能做胰岛素释放试验，因为在测定胰岛素的时候，不能分辨是内源性的还是注射的外源性胰岛素。

19 口服葡萄糖耐量试验对糖尿病的诊断有何帮助？如何进行检查？

咨询：我身体一向很好，1周前在单位的年度体检中发现空腹血糖偏高，后来又复查了1次，空腹血糖为7.2毫摩/升，医生怀疑我患有糖尿病，让我进一步做口服葡萄糖耐量试验，我想知道**口服葡萄糖耐量试验对糖尿病的诊断有何帮助？如何进行检查？**

解答：口服葡萄糖耐量试验是诊断糖尿病的重要依据，对于空腹血糖正常或稍微偏高者，或可疑糖尿病患者，进行口服葡萄糖耐量试验可以准确诊断其是否患有糖尿病。要准确地进行口服葡萄糖耐量试验检查，必须采用适宜的方法，并且了解其注意事项。

（1）试验方法：口服葡萄糖耐量试验的试验方法分以下几步：①试验前1日晚餐后至试验当日早晨禁食；②试验当日空

腹时取静脉血、留尿，立即送检；③随后将 75 克葡萄糖（所用葡萄糖应为无水葡萄糖 75 克，或含单结晶水的葡萄糖 82.5 克）溶解于 300 毫升温开水中，在 5 分钟内喝完；④服糖后 30 分钟、1 小时、2 小时和 3 小时各再取静脉血 2 毫升，每次抽血时最好能同时留尿送检，分别检测血糖和尿糖。

（2）注意事项：①试验者如有感冒、胃肠炎等急性病时，要待病愈后再做检查；②已经确诊的糖尿病患者不宜再做本试验；③试验前和试验过程中不能吸烟，避免剧烈体力活动；④试验前应禁食 10~16 小时（禁食时间不能缩短或过长），可以饮水，但不可喝茶或咖啡；⑤对怀疑有反应性低血糖者，可检测服糖后 4 小时和 5 小时的血糖；⑥试验期间若出现面色苍白、恶心、晕厥等症状时，要停止试验，若在服糖后 3~4 小时出现上述症状，考虑为反应性低血糖，应立刻取血测血糖，并让患者进食；⑦许多药物可使葡萄糖耐量异常，故在试验前应停药，如烟酸、噻嗪类利尿剂、水杨酸钠等，至少停服3~4天，口服避孕药应停服 1 周，单胺氧化酶抑制剂应停服 1 个月以上；⑧儿童按 1.75 克 / 千克体重给予葡萄糖负荷，总量不超过 75 克。

（3）结果判定：餐后 2 小时静脉血浆血糖 < 7.8 毫摩 / 升，为正常；餐后 2 小时静脉血浆血糖 ≥ 7.8 毫摩 / 升，但 < 11.1 毫摩 / 升，为糖耐量异常。空腹静脉血浆血糖 ≥ 7.0 毫摩 / 升，餐后 2 小时静脉血浆血糖 ≥ 11.1 毫摩 / 升，可诊断为糖尿病。

20 什么是胰岛素释放试验？它的作用是什么？

咨询：我今年47岁，体型较胖，1年前单位体检时发现患有糖尿病，之后虽然坚持服用降血糖药治疗，但血糖控制不满意，昨天到医院就诊时，医生说为了进一步了解病情，让我做胰岛素释放试验。我想知道**什么是胰岛素释放试验？它的作用是什么？**

解答：所谓胰岛素释放试验，是让患者口服葡萄糖或用馒头餐使血糖升高而刺激胰岛细胞分泌胰岛素，以了解胰岛细胞储备功能的一种检查方法。此法常与口服葡萄糖耐量试验同时进行，可通过测定血浆胰岛素浓度以反映胰岛细胞的储备功能。检测方法有放射免疫法、酶联免疫吸附法，在患者口服葡萄糖后30分钟、1小时、2小时、3小时分别取血，同时查静脉血浆血糖浓度和胰岛素水平，根据两者结果绘成曲线有助于判定胰岛细胞分泌胰岛素的功能。试验准备及方法与口服葡萄糖耐量试验相同，不能耐受或不宜服葡萄糖的患者，可用100克面粉做成的馒头替代。

胰岛素释放试验有助于了解胰岛细胞功能（包括储备功能），对糖尿病的诊断分型和指导治疗有一定的意义，但不能作为判定糖尿病分型的依据。正常人的胰岛素释放曲线，随口服葡萄糖后血糖浓度的上升，血浆胰岛素水平也迅速上升，高峰一般在服糖后半小时至1小时出现，高峰值可比空腹胰岛素水平高5~10倍，然后逐渐下降，3小时即可降至正常水平。因患糖尿病类型不同，胰岛素释放曲线会出现各自的特点。若患者空腹血浆胰岛素水平很低，口服葡萄糖刺激后仍很低，说明胰岛素分泌绝对不足，应用胰岛素治疗，常见于1型糖尿病或2型糖尿病晚期；若患者空腹血浆胰岛素水平正常或高于正常，口服葡萄糖刺激后升高迟缓，2小时后其峰值才高于正常，提示患者的胰岛素分泌相对不足，常见于2型糖尿病肥胖患者；若患者空腹血浆胰岛素水平稍低或正常或稍高于正常，口服葡萄糖刺激后升高延迟且低于正常，常见于消瘦或体重正常的2型糖尿病患者。

21 在家怎样自己监测血糖?

咨询：我患糖尿病已多年，深知经常到医院查血糖之不便，为了方便在家监测血糖，昨天儿子买了一台家庭用血糖仪。我为儿子的孝心感到高兴，不过我还是有顾虑，担心自己监测血糖不够准确，怕影响治疗用药，请您告诉我在家怎样自己监测血糖?

解答：您的顾虑可以理解，因为监测方法是否得当直接影响血糖的数值是否准确，进而影响病情监测和治疗用药。在糖尿病病情监测中，血糖监测是最重要的项目。随着家庭化小型便携式血糖仪的出现，在家监测血糖已成为可能。为了确保测定结果的准确，有利于病情的监测，在家自己监测血糖除了购买质量可靠的家庭用便携式血糖仪之外，在使用时还应注意以下几点。

（1）使用前认真阅读产品说明书，并明白其应用方法和注意事项，检测试纸要在使用期限内使用。

（2）确定合适的采血部位，用酒精消毒采血部位，并让酒精自然风干。

（3）以专用一次性采血针刺破采血部位皮肤，让血自然流出聚滴，注意切勿用力挤捏手指。

（4）以专用试纸吸取足量血滴，并按照说明书要求进行测试，读取测定值，记录测定结果并注明日期和检测时间。

（5）注意妥善保存血糖仪和配套的试纸，经常通过血糖仪的售后服务部门对其进行校正，特别是连续测量的血糖值出现都偏低或都偏高的情况时。

（6）在医生的指导下根据糖尿病患者病情的不同，因人而异地合理选择测定的时间和次数，病情稳定时可适当延长间隔时间，病情波动或较重时则应适当缩短间隔时间。

（7）去医院就诊时，要将测定的记录拿给医生看，作为调整治疗方案的参考。平时一旦发现血糖测定值异常，应立即采取相应的措施，并及时到医院就诊。

22 为什么糖尿病患者应定期检查肝、肾功能？

咨询：我患糖尿病已8年，在控制饮食的基础上，一直坚持服降血糖药治疗，并定期到医院复查血糖、尿糖等，每次到医院就诊时，医生总是交代我一定要定期查血糖、尿糖，以及肝、肾功能等。定期查血糖我理解，我想知道**为什么糖尿病患者应定期检查肝、肾功能？**

解答：的确是这样，糖尿病患者到医院就诊时，医生常会这样告诉患者："你在定期测血糖、尿糖的同时，还要注意定期检查肝、肾功能等。"为什么呢？这是由糖尿病的特点决定的。

糖尿病患者不但存在糖代谢紊乱，而且有脂肪代谢障碍，表现为血脂紊乱，血中胆固醇、三酰甘油有不同程度的增高。糖尿病脂肪代谢障碍容易引发脂肪肝，影响肝脏功能，甚至导致肝硬化。另外，治疗糖尿病需长期服用药物，而药物都需要肝脏代谢解毒，肝功能状况也是临床医生选择治疗手段的重要依据。有些降糖药物如苯乙双胍（降糖灵）就不适合肝功能不良的糖尿病患者应用，否则会加重肝脏负担，使肝功能进一步下降。因此，在糖尿病治疗过程中，要定期检查肝功能，以便及时了解肝脏情况。通常肝功能正常者平均每半年查1次肝功能，肝功能异常者要增加检查次数，可1~2个月检查1次。

此外，糖尿病给肾脏造成的危害也是十分严重的。糖尿病患者如果长期处于高血糖和高血压状态，则给肾脏供血的血管会发生病变，进而肾脏也会发生病变。糖尿病肾病是糖尿病最严重的并发症之一，也是导致糖尿病患者早死亡的重要原因，要想知道是否患有糖尿病肾病，其关键是定期检查肾功能，故糖尿病患者应定期检查肾功能。由于早期糖尿病肾病可以逆转，而一旦出现临床蛋白尿则只能延缓其进一步发展，所以对早期糖尿病肾病的检测尤为重要，其最主要的指标是尿蛋白的检测。

23 什么是糖尿病并发症？有哪些糖尿病急性并发症？

咨询：我患糖尿病已多年，前几天因为腹泻后出现昏迷，被送到医院急救，随后确诊为糖尿病合并酮症酸中毒。医生说这是糖尿病的急性并发症，病情急重，若处理不当可危及生命，我想知道什么是糖尿病并发症？有哪些糖尿病急性并发症？

解答：一种疾病发生、发展过程中引起的另一种疾病或症状叫并发症。所谓糖尿病并发症，就是指伴随糖尿病而发生的疾病或症状。糖尿病本身并不可怕，可怕的是它的各种并发症。糖尿病对人体的危害主要在于因长期病情控制不佳而引发的各种急、慢性并发症。发病急速，病情凶险的糖尿病并发症为糖尿病急性并发症；发病缓慢，但长久存在的糖尿病并发症为糖尿病慢性并发症。

当糖尿病病情控制不理想时，容易引起以下常见的糖尿病急性并发症：①糖尿病低血糖反应，糖尿病性低血糖昏迷。②糖尿病酮症，糖尿病酮症酸中毒；③糖尿病非酮症性高渗性昏迷；④糖尿病乳酸性酸中毒及昏迷；⑤糖尿病并发各种感染，如皮肤化脓性感染（疖、痈、毛囊炎），肺部感染，泌尿系感染，胆囊炎等。

由于糖尿病急性并发症发病急，病情也十分凶险，若处理不及时就会危及生命，所以糖尿病患者应对糖尿病急性并发症的特点有所了解和认识，以便做好预防工作。患者家属也要学习糖尿病急性并发症的正确救治知识，以便于当患者发生糖尿病急性并发症时，可以及时将其送医院，并能在医护人员抢救之前采取正确的措施，为医生挽救生命争取时间。糖尿病患者外出时，还应注意随身携带糖尿病身份卡，这样有利于发生意外时提醒他人协助，能起到救命的作用。

24 什么是低血糖反应？糖尿病患者在什么情况下容易发生低血糖？

咨询： 我是一位糖尿病患者，血糖控制得比较好，前天上午因感冒发热到医院就诊，不知为何突然出现头晕、多汗、心慌、烦躁，医生考虑为低血糖反应，给予口服糖水后很快恢复正常了，我想知道什么是低血糖反应？糖尿病患者在什么情况下容易发生低血糖？

解答：首先告诉您，低血糖反应在糖尿病患者中较为常见，应给予高度重视，以免出现意外。正常人空腹血糖浓度波动在一个较小的范围内，即3.9~6.0毫摩/升，当各种原因使血糖浓度<3.9毫摩/升时，容易引起诸多不适，由于低血糖所引起的心慌、多汗、手抖、烦躁、抽搐甚至昏迷等一系列临床综合症状，称为低血糖反应。通常糖尿病患者在下列情况下容易发生低血糖，可诱发低血糖反应。

（1）胰岛素用量过大或病情好转后未及时减少其剂量；使用混合胰岛素时，长、短效胰岛素剂量的比例不当，如长效胰岛素比例过大易出现夜间低血糖。

（2）注射胰岛素的部位对胰岛素量的吸收不一致，由于吸收时多时少，可引发低血糖。

（3）注射胰岛素后没有按时进餐，或因食欲缺乏，没有吃够规定的饮食量。

（4）临时性体力活动量过大，没有预先减少胰岛素剂量或临时增加饮食量。

（5）注射时不小心把胰岛素注射到皮下小静脉中。

（6）病情较重的糖尿病患者，在病情不稳定期间易出现低血糖。

（7）磺脲类口服降糖药用量过大是低血糖发生的主要原因之一。

（8）磺脲类口服降糖药如格列本脲、格列吡嗪、格列齐特等，与保泰松、阿司匹林、磺胺类药、普萘洛尔、吗啡、异烟肼等药物同时服用时，均可加强降血糖作用而引起低血糖。

（9）糖尿病患者妊娠早期或刚分娩后数小时内易出现低血糖。

（10）糖尿病肾病及慢性肾功能不全患者，体内药物潴留时间延长，可促使低血糖发生。

（11）自觉或不自觉的低血糖反应及低血糖昏迷，均会引起反应性高血糖，可持续数小时至数天之久，此时若胰岛素用量过大，更易发生低血糖，使血糖不稳定程度加重。

25 常见的糖尿病慢性并发症有哪些？

咨询：我患糖尿病已多年，知道糖尿病本身并不可怕，可怕的是它的各种并发症。糖尿病对人体的危害主要在于因长期病情控制不佳而引发的各种急、慢性并发症，以前您已给我讲过糖尿病的急性并发症，麻烦您再给我讲一讲**常见的糖尿病慢性并发症有哪些？**

解答：糖尿病的慢性并发症有很多，熟悉其慢性并发症并注意预防十分重要。

糖尿病引起的慢性并发症，可使多脏器出现慢性损害、功能减退，甚至衰竭，是糖尿病患者致死、致残的重要原因。需要说明的是，这里所讲的糖尿病慢性并发症，只是说这类并发症是缓慢形成的，不要理解为不会出现危急情况。糖尿病慢性并发症也会出现急性发作，如糖尿病并发冠心病或脑血管病变急性发作分别称为心肌梗死和中风急症，这些急症的发生会危及生命，因而要对这些情况有足够的重视。

糖尿病引发的慢性并发症较多，可遍及全身各重要器官，与遗传易感性、高血糖、氧化应激、非酶糖化和多元醇代谢旁路、蛋白激酶C等多方面因素的相互影响有关。这些并发症可单独出现或以不同组合同时或先后出现，有时并发症在诊断糖尿病前已存在。有些患者是因为出现了这些并发症才发现患有糖尿病的。大多数糖尿病患者死于急性心脑血管疾病，因而糖尿病被认为是心血管死亡的独立危险因素。

将糖尿病引发的慢性并发症归纳起来，常见的主要有糖尿病并发冠心病、糖尿病并发脑血管病、糖尿病眼病、糖尿病肾病、糖尿病足等。糖尿病容易致使动脉粥样硬化，引发冠心病，导致心绞痛、心肌梗死、心源性猝死等，可见糖尿病是导致冠心病的危险因素。同时，糖尿病容易并发脑血管病也是显而易见的，因为糖尿病容易致使动脉粥样硬化，损伤脑部血管，引发脑梗死、脑出血等。另外，糖尿病还可引起眼的视网膜病变，是糖尿病微血管病变的重要表现，也是失明的主要原因之一，当然还可引发白内障、青光眼、虹膜睫状体病变等。糖尿病引发的糖尿病肾病也较多见，毛细血管间肾小球硬化是主要的糖尿病微血管病变之一，常见于病史超过10年的患者，是1型糖尿病患者的主要死亡原因，对于2型糖尿病其严重性仅次于冠状动脉和脑血管动脉粥样硬化病变。糖尿病足是指与下肢远端神经异常和不同程度的周围血管病变相关的足部（踝关节或踝关节以下的部分）感染、溃疡和（或）深层组织破坏，是截肢、致残的主要原因，也是糖尿病比较多见的并发症之一。

26 糖尿病并发冠心病是怎么回事?

咨询: 我患糖尿病已十多年,坚持服用二甲双胍治疗,半年前开始偶尔出现胸闷,自认为无大碍,今天上午突发胸闷、胸痛、出冷汗,持续约2分钟,担心病情有变,就到医院诊治,医生说是糖尿病并发冠心病,请问**糖尿病并发冠心病是怎么回事?**

解答: 糖尿病并发冠心病在临床中十分常见。人体内的血管分为动脉、静脉和毛细血管,血液从心脏经过动脉输送到毛细血管,从毛细血管经静脉返回心脏,负责给心脏供应血液的动脉血管主要是冠状动脉。冠状动脉发生狭窄、堵塞等病变,会使心脏得不到正常的血液供应,影响正常工作,并可引起以胸闷、胸痛为主要特点的一系列症状,这种因冠状动脉病变引起的心脏病就称为冠心病。冠心病的发生与高血糖、高血压、高血脂有关,糖尿病并发冠心病就是在糖尿病的基础上又发生了冠心病。

糖尿病患者容易出现高血糖、高血压和高血脂并存的状态,可使冠状动脉也发生病变,从而容易并发冠心病。因此,糖尿病患者一定要严格控制血糖、血脂和血压,以避免心脏受到损害。

冠心病有许多类型,其中心绞痛是最常见的一种,而心肌梗死是一种病情十分危重的冠心病,若抢救不及时,患者可能会丧失生命。心绞痛是冠状动脉出现狭窄，心脏严重缺血的表现，其典型症状是胸骨区域和心前区闷胀疼痛，常放射至全胸、左肩和左臂等，有时还会发生咽、颈部疼痛。糖尿病患者如果经常发生这些症状，应及时到医院就诊，以确定是否患有冠心病。急性心肌梗死是因为给心脏供血的冠状动脉病变严重，发生堵塞，所以胸部疼痛会十分剧烈且持续时间长，可有胸前压榨感、濒死感，如果发生了这样的胸痛，应及时救治。

为了预防糖尿病患者并发冠心病，糖尿病患者应注意以下几点：①通过合理饮食、适量运动、戒除烟酒等措施和按医生的要求正确用药，将血糖控制在理想的水平；②按医生的要求采取措施使血压、血脂和体重等指标保持在达标的水平，此外大多数的2型糖尿病患者还需要每日服用阿司匹林；③按医生的要求定期到医院做检查，及早发现是否已经患有冠心病或存在冠心病的可能，以便及时采取预防和治疗措施。

27 糖尿病并发脑血管病是怎么回事？

咨询：我今年66岁，患糖尿病12年、高脂血症7年，10天前开始感觉左上肢时有麻木不适，没有重视，今天早晨突然出现左侧上肢无力、活动不便，到医院做CT检查提示脑梗死，医生说属于糖尿病并发脑血管病，我要问的是糖尿病并发脑血管病是怎么回事？

解答：糖尿病并发脑血管病在临床中相当常见。糖尿病并发脑血管病是指糖尿病并发以突然昏倒，不省人事，伴有口眼㖞斜、半身不遂、语言不利，或未昏倒而突然出现半身不遂为主要症状的一类疾病，包括短暂性脑缺血发作、腔隙性脑梗死、脑栓塞、脑出血、蛛网膜下腔出血等，因其发病突然，所以也称为“脑卒中”“脑血管意外”。糖尿病患者如长期处于高血糖状态，易使脑血管发生病变，特别是年龄大，存在高血压、高血脂的患者，更容易发生脑血管病变。

临床发现，约有 70% 的糖尿病患者并发脑血管病前或多或少地出现近期（指发病前数分钟、数小时或数日内）先兆征象，约有 30% 的糖尿病患者在并发脑血管病前几乎没有任何先兆，可能与病变性质、程度、感觉以及敏感性等因素有关。先兆征象的出现常预示脑血管病发生的高度危险性，一般糖尿病患者出现头晕头痛、肢体麻木、语言不清、视力减退、恶心呕吐、鼻出血等，应及时就诊，以排除是否糖尿病并发了脑血管病。

糖尿病并发脑血管病的原因复杂，不但危险因素多，而且诱发因素也不少，因此糖尿病患者必须采取积极的措施进行预防。为了预防糖尿病患者并发脑血管病，糖尿病患者应注意以下几点：①通过合理饮食、适量运动、戒除烟酒等措施和按医生的要求正确用药，将血糖控制在理想的水平，长期坚持治疗和控制高血压、心脏病、高脂血症、脑动脉硬化等危险因素；②定期检查，及早发现脑血管是否发生病变或存在发生脑血管病变的危险，以便及早采取预防和治疗措施；③注意消除情绪波动、过度疲劳、用力过猛、用脑不当等诱发因素；④糖尿病患者，特别是老年患者要多喝水，做好防寒保暖工作。

28 糖尿病眼病是怎么回事？

咨询：我今年 61 岁，10 年前在单位体检时发现血糖高于正常，之后确诊为糖尿病。我一直坚持服药治疗，血糖控制较满意，前不久我因双眼视物模糊到医院就诊，医生说我患了糖尿病眼病，属于糖尿病的并发症。请您给我介绍一下糖尿病眼病是怎么回事？

解答：糖尿病眼病是糖尿病最主要的并发症之一。糖尿病患者如果长期处于高血糖状态，眼睛的血管会受到伤害，引起眼睛的各种病变，如糖尿病性视网膜病变、糖尿病性色素膜病变、糖尿病性白内障、糖尿病性视神经病变、糖尿病性视网膜脂血症、糖尿病性青光眼、糖尿病性屈光改变等，其中最常见的是糖尿病性视网膜病变。这些病变都会引起视力减退甚至失明，如糖尿病可引起晶状体浑浊，发生白内障，严重者可出现失明。

糖尿病患者发生糖尿病眼病时，会感觉双眼看不清东西，视力明显下降，严重时可完全失明。在我国，引起双目失明的一个重要原因就是糖尿病眼病。因此，糖尿病患者如果出现视物不清，应尽快到医院诊治。同时糖尿病患者应每年做眼睛检查，以确定有无糖尿病眼病。如果能早期发现糖尿病眼病，是有办法治疗的，如出现白内障，可以将浑浊的晶体摘除，再植入晶体，眼睛就又可以看清楚了；再如视网膜病变可通过激光治疗和手术治疗等方法得到缓解。

为了预防糖尿病患者并发糖尿病眼病，糖尿病患者应注意以下几点：①通过合理饮食、适量运动、戒除烟酒等措施和按医生的要求正确用药，将血糖控制在理想的水平；②积极治疗和控制高血压、高脂血症、脑动脉硬化等易影响眼睛的疾病；③注意自己视力的变化，一旦发现异常及时找医生诊治，即使未发现异常，也要按医生的要求定期到医院做眼睛检查，以便于及早发现眼睛是否发生病变，采取相应的预防和治疗措施。

29 糖尿病肾病是怎么回事？

咨询：我患糖尿病已 12 年，一直坚持服用降糖药，空腹血糖维持在 5.0~10 毫摩 / 升，今年 3 月开始出现眼睑水肿，腰部酸痛沉重，每于劳累或休息不好时加重，到医院检查，尿蛋白（+++），医生诊断为糖尿病肾病。我想进一步了解糖尿病肾病是怎么回事？

解答：简单地说，糖尿病肾病就是糖尿病引起的肾损害。糖尿病患者如果长期处于高血糖和高血压状态，可使给肾脏供血的血管发生病变，肾脏也会发生病变，这种由糖尿病引发的肾病称为糖尿病肾病。糖尿病肾病是糖尿病最严重的并发症之一，也是导致糖尿病患者早死亡的重要原因。

虽然糖尿病患者是否发生糖尿病肾病与遗传因素有一定的关系，但是将血糖和血压控制在正常水平对避免发生糖尿病肾病更加重要，因而糖尿病患者一定要将血糖和血压控制好，以防止发生糖尿病肾病。一旦发生糖尿病肾病，目前还没有特效的治疗方法，主要依靠控制血糖和血压来防止肾病的发生和发展。

早期发现糖尿病肾病是使糖尿病肾病能够得到早期治疗最重要的措施，所以尽早发现糖尿病肾病十分关键。为了能够及早发现糖尿病肾病，糖尿病患者应定期检测尿液，并注意血压的变化等。糖尿病患者检测尿液中的微量白蛋白时，如出现微量白蛋白尿，说明可能发生了早期糖尿病肾病，也就是说尿中微量白蛋白的出现是早期糖尿病肾病的标志。如果只是做尿常规检查，是不能发现早期微量白蛋白增高的，有条件者应该查尿微量白蛋白。血压升高也是糖尿病肾病较早出现的表现，所以注意血压的变化也十分必要。当某个部位发生水肿时，用手指按压此部位会出现明显的凹陷，发生糖尿病肾病时可出现额头、眼皮、双脚踝部水肿。虽然水肿也是糖尿病肾病的重要表现，但当水肿发生时，通常提示糖尿病肾病已经不是早期了。所以糖尿病患者应该按医生的要求，每隔一段时间进行尿微量白蛋白或尿常规检查，以尽可能地早期发现糖尿病肾病。

30 糖尿病足是怎么回事？

咨询：我患糖尿病已10多年，血糖一直控制较好。前些天因鞋里进了一粒小石子，右脚磨出了1个水疱。刚开始我并未在意，可过了半个月仍未愈合，并且创口有变黑加重之势，到医院就诊，医生说属于糖尿病足，是糖尿病并发症的一种。请问糖尿病足是怎么回事？

解答：糖尿病足是糖尿病患者特有的临床表现，几乎所有糖尿病足的发生均由缺血、神经病变、感染3个因素协同作用而引起。长期处于高血糖状态的糖尿病患者，下肢血管会受损伤，使下肢的血液供应不足，下肢神经、皮肤、肌肉、骨骼都会因此而发生病变，同时下肢的神经病变可造成下肢的感觉异常，容易受到损伤，当脚部受到外伤或细菌感染时，伤口会长久难以愈合，甚至发生溃烂和骨骼畸形，这就叫作糖尿病足。严重的糖尿病足患者最后往往不得不接受截肢手术而导致下肢残疾。

一旦患上糖尿病足，其治疗较为困难，因此要及早发现、及早治疗。糖尿病患者的脚部如果出现以下表现，则可能是患了糖尿病足：①脚部容易水肿，皮肤发凉，甚至又麻又痛；②走路一瘸一拐，走着走着下肢就会突然疼痛难忍，以至于不能行走；③下肢休息时也会疼痛，严重时可影响睡眠；④脚部皮肤容易出现感染、破溃，长时间难以愈合。

预防糖尿病足的发生，除了将体重、血糖、血压、血脂和血液黏稠度都控制在满意的水平外，每天还应注意脚部卫生、保温与特别的护理，避免脚部受伤。另外，若脚部发生外伤要尽快治疗，并通过戒烟、使用活血化瘀药等来保证下肢充足的血液供应。

31 根据什么标准可以确定是否患有糖尿病?

咨询：我今年48岁，1个月前单位体检时测空腹血糖偏高，之后又复查了几次空腹血糖和餐后血糖，医生说我患有糖尿病。听说糖尿病有吃得多、喝得多、尿得多和消瘦（“三多一少”）的症状，而我并没有任何不适，我想知道根据什么标准可以确定是否患有糖尿病?

解答：“三多一少”是糖尿病的典型症状，当然并不是所有糖尿病患者都具有典型的症状，很多糖尿病患者在早期可能并没有典型的“三多一少”症状，或者症状很轻，甚至无任何不适，所以您无任何不适，并不代表您没有患糖尿病。

糖尿病在诊断上缺乏疾病的特异性标志，在出现代谢紊乱前不易被发现，目前仍以血糖异常升高为诊断依据。应当注意的是，单纯空腹血糖正常不能排除糖尿病的可能性，应加测餐后血糖，必要时还需做负荷试验。

糖尿病的诊断由血糖水平确定，判断血糖水平正常或异常的依据是根据血糖水平对人类健康的危害程度制定的。糖尿病的诊断标准有世界卫生组织标准、美国糖尿病学会标准等，目前中华医学会糖尿病学分会建议，在我国人群中采用的仍然是1999年世界卫生组织制定的诊断标准，具体如下。

（1）临床有糖尿病症状，任意时间血糖≥ 11.1 毫摩 / 升和

（或）空腹血糖≥ 7.8 毫摩 / 升，可诊断为糖尿病。如任意时间血糖 < 7.8 毫摩 / 升及空腹血糖 < 5.6 毫摩 / 升，则可排除糖尿病。

（2）如血糖值在上述两者之间，结果可疑时，应进行口服葡萄糖耐量试验。成人口服 75 克葡萄糖，儿童 1.75 克 / 千克体重，总重量不超过 75 克。其结果如餐后 2 小时血糖≥ 11.1 毫摩 / 升，可诊断为糖尿病；餐后 2 小时血糖 < 7.8 毫摩 / 升可排除糖尿病；餐后 2 小时血糖为 7.8~11.1 毫摩 / 升之间，则为糖耐量异常。

（3）如无临床症状，除上述两项诊断标准外，尚需另加一项标准方能确定诊断，即口服葡萄糖后 1 小时血糖≥ 11.1 毫摩 / 升，或另 1 次空腹血糖≥ 7.8 毫摩 / 升。

32 哪些情况下糖尿病患者应进行药物治疗？需要终身用药吗？

咨询：我今年 50 岁，1 周前确诊患有糖尿病。医生让我在控制饮食、适当运动锻炼的基础上服用二甲双胍治疗。听说有些糖尿病患者并不需要药物治疗，用不用药要根据个人的具体情况而定，我想知道哪些情况下糖尿病患者应进行药物治疗？需要终身用药吗？

解答：确实像您听说的那样，有些糖尿病患者并不需要药物治疗，用不用药要根据具体情况而定。糖尿病患者应根据个人自身的病情，在医生的指导下确定是否需要采用药物治疗。

通常情况下，对于确诊为糖尿病的患者，有典型的症状或有严重的高血糖，当饮食、运动治疗等生活方式改变很难使血糖控制达标时，就应采用药物治疗。确实有些病情较轻的糖尿病患者，在通过改变不良生活方式，进行心理疗法、饮食控制和运动疗法后，在一定时间里血糖控制得比较理想，并保持稳定，可以暂时不必用药，但这并不等于糖尿病已被治愈。相反，如果生活方式上又出现了不利于糖尿病控制的情况，或随着年龄增长，胰岛素产生不足，使血糖又升高了，此时就应考虑采用药物治疗。

有相当一部分糖尿病患者有这样的疑问："用药后血糖降至正常还需要用药吗？糖尿病患者需要终身用药吗？"这里明确地告诉您，血糖降至正常后仍需要坚持用药，糖尿病患者通常是需要终身用药的。糖尿病是终身性疾病，到目前为止还没有找到根治的办法，药物治疗是重要的手段之一，只要是需要进行药物治疗的糖尿病患者，都需要终身用药。当然，终身用药的同时还要配合调整生活方式，这样才能使糖尿病得到良好的控制。

需要注意的是，血糖控制得比较好就着急停药的做法是十分不可取的，因为用降糖药后症状减轻或血糖降至正常范围，并不意味着糖尿病已经治好，如果不按照医生的要求继续用药，血糖还会再次升高，进而容易发生糖尿病并发症。只有坚持用药，使血糖得到控制并保持稳定，才能预防或减少糖尿病并发症的发生，使糖尿病患者和正常人一样健康幸福地生活。

33 为什么一定要根据医生制定的治疗方案用药？

咨询：我今年53岁，1个月前发现患有糖尿病，医生告诉我必须改变不良的生活习惯，注意控制饮食，适当运动锻炼，在此基础上服用降血糖药治疗，并说一定要根据医生制定的治疗方案用药。我想问的是**为什么一定要根据医生制定的治疗方案用药？**

解答：根据每位糖尿病患者的具体情况制定最佳服药方案在医学上称为个体化治疗。个体化治疗对疾病的治疗是非常重要的。一些糖尿病患者，总是看别人用什么药效果好，自己就跟着选择什么药，这是错误的。糖尿病患者应按照医生制订的方案用药，因为糖尿病病情复杂多样，其治疗应因人而异，对别的患者效果好的药，自己服用效果不一定好，甚至有时是对自己有害的。

有相当一部分糖尿病患者为了尽快将血糖降下来，就自作主张服用多种药，或将单药超剂量服用，这样不仅会使药物的副作用增加，而且容易引发急性低血糖，甚至发生生命危险。因此，要相信医生，医生有丰富的医药知识，会根据糖尿病患者的具体情况制定出最适合患者个体的药物治疗方案，从而充分发挥药物治疗的效能，使糖尿病患者的病情尽快好转起来。

还有一些糖尿病患者盲目根据广告选用药物，这就更不可取了。因为至今还没有彻底治愈糖尿病的药物和方法，同时我国不允许在广告上宣传药物疗效，如果有广告宣传某种药物能够根治糖尿病，那一定是假的。防治糖尿病的综合措施可归纳为健康教育和心理疗法、饮食疗法、运动疗法、药物疗法以及病情监测 5 个方面，又称为糖尿病防治的“五驾马车”，只有根据医生制定的治疗方案用药，驾驭好综合治疗糖尿病的“五匹马”，才是治疗糖尿病的最佳方案。

34 目前国内常用的口服降糖药有哪几类？

咨询：我今年 58 岁，患糖尿病已 7 年，一直服用西药二甲双胍治疗，血糖控制较理想，可是不知为什么，最近血糖又上升了，医生建议我换促进胰岛素分泌剂格列齐特治疗一段时间试一试，请您告诉我目前国内常用的口服降糖药有哪几类？

解答：这里可以告诉您，尽管用于治疗糖尿病的降糖药有很多，但就临床来看，目前国内常用的口服降糖药主要有双胍类、促进胰岛素分泌剂、α- 葡萄糖苷酶抑制剂以及胰岛素增敏剂四大类。

（1）双胍类：作用机制为提高外周组织对葡萄糖的摄取和利用，通过抑制糖原异生和糖原分解降低过高肝糖原输出，降低脂肪酸氧化率，提高葡萄糖的运转能力，改善胰岛素敏感性，减轻胰岛素抵抗。主要药物有二甲双胍（格华止、降糖片、迪化糖锭、美迪康、立克糖）和苯乙双胍（降糖灵）。由于苯乙双胍容易引起乳酸性酸中毒，目前临床上已很少使用。

（2）促进胰岛素分泌剂：包括磺脲类和非磺脲类。磺脲类的作用机制主要是刺激胰岛 B 细胞分泌胰岛素，胰外效应主要是使肝脏胰岛素抵抗减轻，外周（肌肉）胰岛素抵抗减轻，促进脂肪细胞内葡萄糖转运，部分药物有抗凝和改善微循环作用。临床上第一代药物主要有甲苯磺丁脲（D860）、氯磺丙脲等；第二代药物主要有格列本脲、格列吡嗪、格列吡嗪控释片、格列齐特、格列喹酮、格列本脲、格列美脲等。非磺脲类则是模拟胰岛素的生理分泌，降血糖作用快而短，主要用于控制餐后高血糖。主要药物有瑞格列奈和那格列奈等。

（3）α- 葡萄糖苷酶抑制剂：作用机制为抑制 α- 葡萄糖苷酶，延缓肠道碳水化合物的吸收，降低餐后高血糖，减轻餐后高血糖对胰岛 B 细胞的刺激作用，增加胰岛素的敏感性。主要药物有阿卡波糖和伏格列波糖等。

（4）胰岛素增敏剂：为噻唑烷二酮类，又称格列酮类，其作用机制为减轻外周组织对胰岛素的抵抗，减少肝中糖异生作用等。主要药物有罗格列酮和吡格列酮等。

35 服用口服降糖药应注意什么？

咨询： 我患糖尿病已3年，一直坚持服用二甲双胍缓释片。我知道糖尿病是一种难以治愈的慢性病，也了解防治糖尿病的“五驾马车”，深知坚持长期服用降糖药的重要性，为了保证用药安全有效，避免不良反应发生，我想知道服用口服降糖药应该注意什么？

解答： 您的想法是正确的，服用降糖药应知道其注意事项。糖尿病是一种慢性病，一旦罹患，其治疗将是长期的，为了保证用药安全有效，避免不良反应发生，服用口服降糖药应注意以下几点。

（1）要自始至终按医生的要求服药，不仅要定时定量服用，而且要重视服药的注意事项。如服用α- 葡萄糖苷酶抑制剂降糖药，必须在吃第一口饭的同时服用，即与米、面等碳水化合物类食物一同嚼碎后服用，如果服用时未注意到这一点，药物就不能充分发挥作用了。

（2）要随时做好服药记录，记录的内容包括药名、剂量及增减情况、服用方法、服药后反应、血糖及尿糖检查结果、饮食情况等。

（3）疗效不满意时及时找医生，不要自己随意更换药物或增加药量。有些患者因血糖控制效果不好，急于求成，便随意增加药量或更换药物，这种做法是很危险的。随意增加药量容易造成低血糖，更换药物更会带来不可预知的损害。

（4）服药中出现异常情况时要及时找医生。如在口服降糖药过程中，如果出现胃肠不适、皮肤过敏或低血糖反应等情况时，应该及时找医生处理。

（5）看病时要详尽地向医生介绍自己的其他病史（如肝病、肾病等）以及正在服用的其他药物。这样医生在开药时可以注意避免因服用治疗糖尿病的药物而加重其他疾病，或因与其他药物同服而影响降糖效果。

36 在哪些情况下适合使用二甲双胍？二甲双胍的不良反应有哪些？

咨询： 我今年 54 岁，体形较胖，近几个月饮食量明显增加，并出现口渴、多饮、多尿。半个月前到医院检查，确诊患有糖尿病，医生给我开的口服降糖药是二甲双胍缓释片，我想知道在哪些情况下适合使用二甲双胍？二甲双胍的不良反应有哪些？

解答： 二甲双胍是诸多糖尿病患者首选的降糖药，您的问题也是许多糖尿病患者共同关心的问题之一。在临床上，2 型糖尿病患者肥胖的比较多，医生通常会建议这些糖尿病患者口服双胍类降糖药（主要是二甲双胍）来控制血糖。在 2006 年美国糖尿病协会 / 欧洲糖尿病协会专家的共识中，二甲双胍被推荐用于 2 型糖尿病的起始治疗及全程治疗。二甲双胍适合治疗肥胖的2型糖尿病患者，对于非肥胖的2型糖尿病患者，二甲双胍与磺脲类降糖药合用可以增强降糖的效果。对1型糖尿病患者，二甲双胍与胰岛素联用可以增强胰岛素的作用，减少胰岛素的用量。

二甲双胍同其他降糖药一样，在应用过程中也有一定的不良反应。二甲双胍的主要不良反应为胃肠道反应，如口干、口苦、口中有金属味、纳差、恶心、呕吐、腹胀、腹泻、上腹部不适等，有时还会有疲倦乏力、头晕、皮疹等。如果患者采用餐中服药或餐后服药，或从小剂量开始服药，可一定程度上减轻这些不良反应的发生。很多糖尿病患者起初服药会出现某些不良反应，但坚持服用一段时间后其不良反应可逐渐减轻或基本消失。双胍类降糖药（主要是二甲双胍）严重的不良反应是乳酸性酸中毒，若发生这种情况则应按照急症来处理。需要说明的是，糖尿病患者若能严格掌握双胍类降糖药的适应证，用法得当且剂量合适，则发生乳酸性酸中毒等严重不良反应的概率是极小的。

37 格列齐特的降糖效果怎么样？

咨询：我今年59岁，体形较胖，3周前因患脑梗死住院治疗，住院期间检查发现患有糖尿病，出院时医生交代一定要注意控制饮食，加强运动锻炼，定期检测血糖、血脂、血压等，并给我开了降糖药格列齐特片，让我坚持服用，我想问的是**格列齐特的降糖效果怎么样？**

解答：您的心情可以理解，任何一位糖尿病患者都想了解自己所用药物的治疗效果，不过糖尿病的治疗是综合的，需驾驭好控制糖尿病的“五驾马车”，药物治疗只是其中的一个方面。

格列齐特是第二代磺脲类降糖药，能增强胰岛 B 细胞分泌胰岛素的能力，改善胰岛素的延迟分泌，降低餐后血糖高峰，其降糖强度为甲苯磺丁脲的 10 倍，疗效弱于格列本脲，作用温和，耐受性好，无明显不良反应，最适用于老年糖尿病患者及肥胖的 2 型糖尿病患者服用。同时格列齐特还具有抑制血栓形成、减缓血栓对血管的阻塞、加速血栓溶解的作用，可用于糖尿病视网膜病变和糖尿病肾病患者，格列齐特对您来说也是较为适合的。

服用格列齐特后 2~6 小时血浆浓度会达到高峰，一般每日服药 2 次即可获得最佳疗效。其高峰浓度过后，虽然作用逐渐降低，但可维持 24 小时。格列齐特与其他磺脲类降糖药一样，在肝内代谢，其代谢产物 60%~70% 自肾脏排泄，10%~20% 自胃肠排出。

格列齐特有较好的降糖效果。其每片为 80 毫克，用法用量视病情而定。服用方法通常为开始每日 2 片，分别于早、晚餐前各服 1 片，连服 3 周。复查血糖、尿糖，根据检验结果，可减为每日 1 片或增至每日 3 片。如果糖尿病控制较满意，可每日 1 片维持治疗；如治疗效果不佳，患者血糖仍高，则可与胰岛素联用。

应当注意的是，肾功能不全患者、妊娠及哺乳期妇女慎用。1 型糖尿病、伴有酮症酸中毒的糖尿病、糖尿病昏迷前期或昏迷者需用胰岛素治疗，肝、肾功能衰竭及磺胺类药过敏者禁用。

服药期间应经常测血糖。

38 胰岛素治疗是怎么回事？胰岛素的治疗原则是什么？

咨询：我今年 58 岁，患糖尿病已近 10 年，一直服用降糖药，血糖控制较满意。不知什么原因，近半年来血糖居高不下，几次更换降糖药仍难奏效，今天到医院就诊，医生让我用胰岛素治疗，我想了解一下胰岛素治疗是怎么回事？胰岛素的治疗原则是什么？

解答：胰岛素治疗就是在病情需要时，医生给糖尿病患者补充药用胰岛素，从而控制糖尿病的病情发展。胰岛素在糖尿病治疗中起着举足轻重的作用，对于 1 型糖尿病和口服降糖药效果不佳的 2 型糖尿病患者，胰岛素治疗的作用是不可替代的。

由于糖尿病患者存在明显的个体差异，并且每位患者胰岛功能受损的程度及所受的各种体内、体外影响因素不同，所以糖尿病患者的胰岛素治疗一直是个十分复杂的问题，临床中无统一固定的治疗方案可循。胰岛素的治疗方案很多，但无论哪一种方案，都应遵循以下原则。

（1）严格掌握胰岛素治疗的适应证，在医生的指导下正确应用胰岛素。

（2）必须熟悉各种剂型胰岛素的作用特点。

（3）胰岛素治疗的剂量必须依据糖尿病患者的具体病情（糖

尿病类型、血糖水平、饮食情况、运动量、劳动强度、有无并发症及应激状况等）而定。强调个体化、因人而异、因病而定，须灵活掌握。

（4）初用胰岛素时，无论何种类型的糖尿病，一律采用短效胰岛素，每日 3~4 次，皮下注射。在确定每日所需剂量后，方可改为短效加长效胰岛素，或短效加中效胰岛素混合注射。

（5）糖尿病患者在合并急性并发症（如酮症酸中毒、高渗性昏迷、乳酸中毒等）及严重应激状况（如重度感染、急性心肌梗死、脑梗死、外伤和大手术等）时，应采用短效胰岛素治疗。

（6）初用胰岛素应从小剂量开始，然后参照血糖浓度，每 3~5 日调整剂量 1 次，直到血糖控制在满意的水平。在维持治疗量阶段，如发现血糖升高或低于正常，首先应消除诱因，不可盲目增减胰岛素剂量，以防血糖大幅度波动。

（7）在应用胰岛素治疗期间，不可随意自行中断胰岛素治疗。若 2 型糖尿病患者全天的胰岛素剂量小于 20 单位仍能平稳控制血糖，则可考虑换用口服降糖药。

（8）在胰岛素治疗期间，糖尿病患者必须保持固定的餐次、进餐时间、饮食量及运动量，并做好血糖监测和记录，以便于调整胰岛素剂量。

（9）1 型糖尿病患者，尤其是消瘦者，对胰岛素比较敏感，有时胰岛素剂量增减 1~2 单位即可引起血糖较大的波动。此时除考虑调整胰岛素的剂量、剂型、注射时间和部位外，还应注意餐次、进餐时间及饮食量的调整。

（10）2 型糖尿病患者在应用胰岛素治疗时，必须严格控制饮食，增加活动量，避免增重。

39 为什么不必惧怕使用胰岛素？

咨询：我在 2 年前检查发现患有糖尿病，先后服用二甲双胍、格列齐特以及阿卡波糖治疗，或将其联合应用，血糖控制仍不满意，医生建议我改为注射胰岛素，我担心一旦用上就会形成依赖，而医生说没有必要惧怕。我想知道为什么不必惧怕使用胰岛素？

解答：临床中有相当一部分糖尿病患者和您一样，惧怕使用胰岛素，其原因主要有以下 3 个方面：一是认为只要用上胰岛素就说明自己病情加重了；二是认为使用胰岛素会形成依赖；三是害怕发生低血糖等不良反应。其实这些担忧完全没有必要，糖尿病患者不必惧怕使用胰岛素。

使用胰岛素本身不仅和病情的严重程度有关系，还和糖尿病的类型、患者的年龄等多种因素有关系。如一位病情不太重的 1 型糖尿病患者可能需要使用胰岛素，而一位病情严重的 2 型糖尿病患者可能通过改变不良生活方式和口服降糖药治疗即可，没有必要使用胰岛素。

至于害怕会对胰岛素形成依赖，这也是一种不必要的顾虑。很多情况下医生建议患者使用胰岛素，是为了先让他体内的胰腺得到休息，尽量保护胰腺的功能，等血糖稳定后便可以停用胰岛素而改用口服降糖药了。当然，即便终生使用胰岛素也可以有很好的生活质量，许多坚持终生使用胰岛素的糖尿病患者不仅有正常的生活和工作，而且还可以长寿。

另外，对低血糖等不良反应也大可不必惧怕，因为发生低血糖毕竟是较少见的，只要掌握了正确使用胰岛素的方法，就可以避免低血糖的发生。如果真的发生了低血糖，也很容易解除。

由上可以看出，糖尿病患者不必惧怕使用胰岛素，关键是要使用正确、得当。

40 哪些糖尿病患者适合使用胰岛素治疗？

咨询：我患糖尿病已 10 多年，刚开始服用二甲双胍，血糖控制得很好，后来就不理想了，之后又加服了格列齐特，现在吃这两种药血糖仍较高，医生建议我改用胰岛素，但每天注射胰岛素太麻烦了，我现在有很多顾虑，请问哪些糖尿病患者适合使用胰岛素治疗？

解答：临床中确实经常遇到糖尿病患者像您一样，因为怕麻烦、有顾虑而不愿意使用胰岛素，其实这种想法是完全没有必要的。注射胰岛素是治疗糖尿病的有效手段之一，有些糖尿病患者服用降糖药难以奏效，只有通过应用胰岛素才能控制病情。下面简单介绍一下胰岛素的适用范围。

（1）胰岛素是 1 型糖尿病的绝对适应证，并需要终生替代治疗。

（2）应用饮食疗法、运动疗法和口服降糖药治疗血糖控制不满意者，或口服磺脲类药物继发失效者，或口服降糖药有禁忌证而不能耐受的2型糖尿病患者，最终需要用胰岛素作为联合治疗或替代治疗。

（3）糖尿病急性并发症，如糖尿病酮症酸中毒或非酮症性高渗昏迷、乳酸性酸中毒，都必须用胰岛素治疗。

（4）2型糖尿病患者在严重感染、创伤、接受手术治疗、高热、急性心肌梗死、脑卒中等应激状态时，宜用胰岛素治疗，待应激状态过后，可停用并改回原治疗方案。

（5）糖尿病伴有严重慢性并发症，如增殖性视网膜病变、严重神经病变、糖尿病肾病、心脏病变、严重的皮肤病、肝硬化、肝炎、重度脂肪肝等，宜应用胰岛素治疗。

（6）2型糖尿病合并肺结核、肿瘤等消耗性疾病，消瘦明显时，宜用胰岛素治疗。

（7）妊娠糖尿病和糖尿病妊娠期间为防止代谢紊乱，保证胎儿正常发育，需要使用胰岛素治疗。

（8）继发性糖尿病，如胰源性糖尿病、垂体生长激素瘤、库欣综合征或类固醇糖尿病等，宜应用胰岛素治疗。

（9）老年糖尿病患者营养不良、消瘦明显或难以分型的消瘦患者，宜用胰岛素治疗。

（10）2型糖尿病患者有重度外阴瘙痒，宜暂时应用胰岛素治疗。

从您的情况来看，符合应用胰岛素的适应证，您可以在医生的指导下放心使用胰岛素，这样可帮您获得满意的疗效。

41 胰岛素分为哪几类？

咨询： 我今年53岁，患糖尿病已7年，一直服用格列齐特片，以前疗效尚可，近来因血糖居高不下，医生让我开始用预混胰岛素诺和灵30R，我的邻居张师傅也患有糖尿病，可他用的是中效胰岛素优泌林N，我想请您介绍一下胰岛素分为哪几类？

解答： 胰岛素的分类方法有很多，按制剂来源不同可分为动物胰岛素和基因合成人胰岛素；按纯度由低到高可分为普通胰岛素、单峰胰岛素和单组分胰岛素。临床中通常按照起效快慢及作用维持时间不同将胰岛素分为短效、中效、长效以及预混胰岛素。熟悉不同剂型胰岛素的药效学特点，对于正确制定胰岛素治疗方案至关重要，下面给您简单介绍一下。

（1）短效胰岛素：国产的有普通胰岛素或中性胰岛素注射液，进口的有诺和灵R和优泌林R。皮下注射后0.5小时起效，作用高峰在注射后1~3小时（动物胰岛素为2~4小时），作用持续时间为5~7小时，主要用于控制餐后血糖。

（2）中效胰岛素：又称为精蛋白锌胰岛素，进口的有诺和灵N和优泌林N。皮下注射后1.5小时起效，作用高峰在注射后6~10小时，作用持续时间为18~24小时，主要用于基础胰岛素的补充，控制空腹状态下的基础血糖。

（3）长效胰岛素：如鱼精蛋白锌胰岛素（PZI）。皮下注射后3~4小时起效，作用高峰在注射后10~16小时，作用持续时间为28~36小时，单独应用时主要用来补充基础胰岛素，临床上通常是将其与短效胰岛素按一定比例混合后使用。

（4）预混胰岛素：是短效胰岛素和中效胰岛素按不同比例的预混制剂，如诺和灵30R、诺和灵50R、优泌林70/30。皮下注射后30分钟起效，作用高峰在注射后2~8小时，作用维持时间达24小时，可用于控制基础及餐后血糖。

42 胰岛素应怎样保存？

咨询：我患糖尿病已多年，一直服用降糖药治疗，血糖控制较满意，前些天因脑卒中急诊住院，住院后医生让我改用注射胰岛素控制血糖，出院时继续注射胰岛素，我知道胰岛素并不是1次就用完的，每支可供多次注射，我想知道胰岛素应怎样保存？

解答：胰岛素是治疗糖尿病的有力手段，每一位注射胰岛素治疗的糖尿病患者或者家属，都会遇到胰岛素在家中怎样保存的问题，因为胰岛素并不是1次就用完的，每支可以供多次注射，那么到底怎样保存胰岛素才合适呢？

胰岛素制剂在高温环境下易分解而失效，因此贮存时应避免受热及受阳光照射，而且不能冰冻。温度在30~50℃时，胰岛素会部分失效，普通胰岛素于18个月后减效50%，长效胰岛素（PZI）及中效胰岛素（NPH）减效10%~15%；温度在

55~60℃时，胰岛素会迅速失效。若将胰岛素冰冻，则会发生变性，失去生物活性。因此，胰岛素需保存在 10℃以下的冷藏器内，最好放在温度 2~8℃的冰箱格子中，这样可保持 2~3 年活性不变，对于已部分抽吸使用的胰岛素也是如此。假若没有冰箱，可将胰岛素放在阴凉避光处，而不宜放在阳光下或温度较高（煮饭锅旁及电视机上）的地方，以防失效。

糖尿病患者旅行出差时应随身携带胰岛素，而不要放在旅行袋等行李中，更不能放在托运的行李中。如果旅行不超过 1 个月，可以不放在冰箱里，但应避免药瓶暴露于阳光下，不可置于高温、温度过低等特殊场合，存放时间也不宜过久，若住在宾馆等有条件提供冰箱的地方，则建议储存在冰箱内为宜。

43 怎样选择注射胰岛素的部位和恰当的注射操作方法？

咨询：我今年 57 岁，患糖尿病已 10 多年，一直服用降糖药治疗，因近段时间血糖控制不满意，医生建议我改为注射胰岛素，听病友说注射胰岛素必须选取正确的注射部位，使用恰当的注射方法，我想知道怎样选择注射胰岛素的部位和恰当的注射操作方法？

解答：确实像您的病友所说的那样，注射胰岛素必须选取正确的注射部位，使用恰当的注射方法，方能取得满意的疗效，避免不良反应的发生。

注射胰岛素常用的部位有上臂外侧、腹部脐周、大腿外侧以及臀部外上侧，患者可以将每个注射部分再分成若干个注射区（约 2 平方厘米），每次在各个区有规律地轮换注射。各注射部位对胰岛素吸收的快慢不同，一般为腹部脐周 > 上臂外侧 > 大腿外侧 > 臀部外上侧。如果患者偶尔有吃饭提前的情况，最好选择腹部脐周注射；如果吃饭时间推迟，则最好选择臀部外上侧注射。

选取注射部位后，还应注意采用恰当的注射操作方法，如果不能正确操作，注射胰岛素的剂量就会不准确，治疗效果也会因此而受到影响，注射量过多则会出现低血糖，注射量不够则血糖会升高。操作前先准备好注射器、胰岛素、消毒用的酒精棉球。用肥皂洗净双手，将适量的药液吸入注射器，用酒精棉球消毒注射部位的皮肤，之后一手捏起局部组织和皮肤，另一手将注射针垂直或成 45 度角刺进皮肤，刺进的深度应保证胰岛素注射至人体皮肤下面的脂肪内，接着推动注射器的活塞柄注入胰岛素药液，停留 10~20 秒后，再一手拔出针头，另一手以棉球压住注射部位的皮肤片刻，以防药液流出，注意切勿挤揉注射部位。

需要注意的是，应严格按照无菌操作规程进行，以避免因注射胰岛素引起感染；1~2 周内应在同一注射区域的不同注射点轮流注射，不要频繁更换注射区域；每次注射应选择新的注射点，但不要在距离脐 5 厘米以外的区域注射；避免在皮下已经形成瘀血的部位再进行注射，若发现注射部位皮下有肿块、硬结、皮色改变、表皮凹陷或疼痛，应立即停止在该部位注射，并咨询医务人员。

44 胰岛素治疗会出现哪些不良反应?

咨询:我患糖尿病已7年,一直服用降糖药,由于近来血糖波动明显,所以于1周前改为注射胰岛素。注射胰岛素后血糖控制较满意,但又出现了下肢水肿,医生说这是胰岛素的不良反应。听说胰岛素的不良反应较多,请问胰岛素治疗会出现哪些不良反应?

解答:这里首先告诉您,胰岛素治疗虽然是一种很好的治疗糖尿病的手段,但确实也会产生一些不良反应。胰岛素治疗的不良反应主要有低血糖反应、胰岛素过敏反应、胰岛素水肿、视物不清、胰岛素注射引起的局部反应以及体重增加等,您出现的下肢水肿即是胰岛素治疗的不良反应之一。

(1)低血糖反应:低血糖反应是胰岛素治疗中最常见的副作用,比口服降糖药治疗更容易发生。可能引起低血糖反应的原因有注射胰岛素剂量过大、注射胰岛素后进食过少或进食时间延迟、注射胰岛素期间运动量过大、注射胰岛素期间过量或空腹饮酒、发生慢性腹泻期间注射胰岛素以及肝、肾功能异常的患者使用胰岛素等。

(2)胰岛素过敏反应:通常表现为注射部位皮肤瘙痒、红斑、皮疹、皮下硬结等,多是由胰岛素中的杂质引起的。

(3)胰岛素水肿:注射高剂量的胰岛素偶尔会引起外周组织水肿,多发生于胰岛素治疗初期,可以出现不同程度、不同部位的水肿，但随着胰岛素使用时间的延长，可自行消失。

（4）视物不清：由于胰岛素治疗后血糖会快速下降，易导致患者的眼内发生变化，引起视物不清，应当注意。

（5）胰岛素注射引起的局部反应：主要有皮下脂肪组织萎缩和注射部位感染。严格按操作规程进行注射，注意无菌操作，可以避免或减少其局部反应的发生。

（6）体重增加：是胰岛素治疗中可能发生的一个问题。为防止肥胖，需要限制一天总的饮食量，适当增加运动量，这样既可以降低血糖，又不会引起体重增加。

45 注射胰岛素的糖尿病患者应如何避免发生低血糖？

咨询：我患糖尿病已多年，之前一直服用降糖药治疗，血糖控制较满意，1个月前因糖尿病酮症酸中毒住院，出院后改为注射胰岛素，有人说注射胰岛素后容易发生低血糖，我现在很担心，想让您介绍一下注射胰岛素的糖尿病患者应如何避免发生低血糖？

解答：您的担心不无道理，低血糖反应确实在注射胰岛素的糖尿病患者中时有发生，不过也不必惧怕，只要注意预防是完全可以避免的。

低血糖反应是胰岛素治疗过程中最常见的不良反应，主要表现为心悸、多汗、手抖、烦躁、抽搐，甚至昏迷等。与其他原因引起的低血糖反应相比，注射胰岛素引发的低血糖反应有以下特点：①低血糖反应不典型，一部分患者无心悸、多汗、饥饿感，常迅速发展为低血糖昏迷；②每次发作时的精神异常症状基本相同；③容易形成反复发作的低血糖昏迷；④胰岛素所致的低血糖不仅可产生心电图改变，并且可以出现心律失常；⑤发生低血糖的时间大多是胰岛素作用最强的时刻，如在餐前、夜间或活动量增加后。

为了避免注射胰岛素引发低血糖，糖尿病患者在注射胰岛素时，应注意采取以下预防措施：①饮食保持固定的餐次、进餐时间和进餐量；②当感觉异常立即进行血糖监测；③运动必须有规律性，注意运动强度，并随身携带饼干、糖果以备低血糖时食用；④采用胰岛素专用注射器，确保剂量准确；⑤正确选择胰岛素注射部位，2 周内不要在同一部位重复注射，并避免进针过深；⑥不随意用其他药物，如病情需要应在专科医生的指导下使用。

46 糖尿病能根治吗?

咨询：我今年 47 岁，近半年感到口干，饮水明显增多，前天到医院检查，确诊为糖尿病。医生说糖尿病是一种全身受害、难以根除的慢性病，让我有打“持久战”的思想准备。我很想找一种根治糖尿病的方法，无论花多少钱都行，请您告诉我糖尿病能根治吗?

解答：俗话说“久病乱投医”，糖尿病患者因为想早日摆脱疾病的困扰而把希望完全寄托于根治，这样的心情是可以理解的，但医学科学告诉我们，糖尿病是由多种原因引起的以慢性高血糖为特征的代谢紊乱综合征，其发病原因尚未完全阐明，至今世界上还没有能根治糖尿病的药物或方法，寻求根治是不现实的。不过，通过规范的治疗调养，糖尿病是完全可以控制的，为了防止和减少并发症的发生，其治疗和调养是长期的、终生的。

有些糖尿病患者在服用治疗糖尿病的药物后，血糖控制较好，甚至服用一段时间药物后，在血糖控制满意的前提下停用药物，仅靠控制饮食和适当运动进行自我调养，就能获得满意的治疗效果。但是有些糖尿病患者在血糖控制后就不注意了，该用的药不正规用了，饮食控制和适当运动也不坚持了，结果导致糖尿病病情反复。总之，一定要牢记糖尿病目前是不能根治的，任何情况下治疗调养措施都不能停止。

虽然影响糖尿病的可变因素较多，难以根治，但患者也不可因此而悲观失望、忧心忡忡，应正确对待。糖尿病本身并不可怕，可怕的是严重威胁人们健康和生命的并发症。只要树立战胜疾病的信心和决心，医生与患者密切配合，长期坚持治疗调养，克服不利于糖尿病康复的各种可变因素，就一定能控制糖尿病的发展，防止和减少并发症的出现，与正常人一样工作和生活，共享天年。

47 什么是控制糖尿病的“五驾马车”？

咨询：我是一名糖尿病患者，以前总认为只要坚持服药治疗就可以了，但是药没有少吃，血糖总是控制得不好，半年前又出现了糖尿病肾病，有一位医学科普讲座的教授说治疗糖尿病要驾驭好控制糖尿病的“五驾马车”，请您告诉我什么是控制糖尿病的“五驾马车”？

解答：糖尿病是一种以血糖升高为特征，严重危害人们健康和生活质量的常见病、多发病，直至目前还没有彻底治愈糖尿病的药物和方法，但糖尿病是可防可治的，通过合理的治疗调养完全可以控制病情，防止和减少并发症发生。当然，不要以为治疗糖尿病就是服用降糖药，事实上血糖的稳定是建立在饮食、运动、药物、情绪等因素相互平衡的基础上的，因此糖尿病的防治要采取综合性的措施。

防治糖尿病的综合措施可归纳为健康教育和心理疗法、饮食疗法、运动疗法、药物疗法以及病情监测 5 个方面，称为糖尿病防治的“五驾马车”。糖尿病患者若能驾驭好这辆由 5 匹“马”共同用力拉的“车子”，就可以像健康人一样工作、生活，同样能长寿。

（1）驾车的第一匹“马”：指糖尿病患者获得糖尿病相关知识和疾病自我管理技能的健康教育和心理调整，也就是通过学习，增加自己对糖尿病知识的了解和学会自我管理糖尿病的技能，减少因缺乏糖尿病知识带来的伤害。通过恰当的调整患糖尿病后的心态、减轻心理负担、建立治疗疾病的信心、改变不良的生活方式和进行合理的治疗，血糖往往更容易控制，并能取得较好的控制效果。

（2）驾车的第二匹“马”：指饮食疗法，也就是让饮食科学起来，有利于糖尿病的治疗和康复，从而让糖尿病患者的病情得到一定程度的控制。合理的膳食不仅可以预防糖尿病，还可帮助糖尿病患者控制血糖。任何时候饮食疗法在控制血糖上都起到决定性的作用，而且科学合理的饮食对高脂血症、高血压、肥胖、冠心病等慢性病有控制作用。

（3）驾车的第三匹“马”：指运动疗法，就是通过科学适量的运动让糖尿病的病情得到一定程度的控制。适当、适量的运动不但可以控制血糖，而且对高脂血症、高血压、肥胖、冠心病等慢性病有明显的控制作用。

（4）驾车的第四匹“马”：指根据糖尿病患者的具体情况制定的药物治疗方案。有了健康教育和心理调整、饮食控制、运动治疗后，若血糖控制仍不理想，就需要在专科医生的指导下制定一个合理、安全又适合于个人的用药方案了。糖尿病患者不能自己随便用药，而要在医生的指导下用药，但也不能一点用药的基本知识都不懂，因为药物都有副作用，所以在药物治疗中糖尿病患者应该知道如何保护自己。

（5）驾车的第五匹“马”：指科学的病情监测。血糖监测是糖尿病治疗中不可缺少的环节，但血糖并不是唯一的监测指标。除血糖监测之外，还要监测体重、血压、血脂等指标。根据这些指标的监测结果，医生和糖尿病患者才能知道病情控制得好还是不好，以便根据病情变化合理调整治疗方案。

48 应该相信“五驾马车”还是相信广告?

咨询: 我患糖尿病已多年,通过控制糖尿病的“五驾马车”,血糖控制得很好,至今没有出现糖尿病并发症,前天看到一则治疗糖尿病的广告,说得很诱人,我有点心动,想试一试,请问我**应该相信“五驾马车”还是相信广告?**

解答: 直至目前糖尿病还没有彻底治愈的药物和方法,有些药商、医疗机构声称能“根治”糖尿病,其实这些广告都属于不实宣传。市面上,有关治疗糖尿病广告宣传的内容往往言过其实,其药物功效常常包罗万象、无所不能,诱使广大患者上当受骗。

糖尿病是由多种原因引起的代谢紊乱综合征,其发病原因尚未完全阐明,至今还没有根治的药物和方法,因此寻求根治是不现实的。不过,通过规范的治疗调养,可以控制糖尿病,防止和减少并发症的发生,其治疗和调养是长期的、终生的。一旦患有糖尿病,就一定要规范治疗,也就是说要在医生指导下驾驭好“五驾马车”。要知道在糖尿病的综合治疗过程中,驾驭好综合治疗的五匹“马”,患者可起到一半以上的作用。

总之,对于糖尿病患者,应提倡科学的规范化治疗,切勿轻信那些所谓“包治糖尿病”“可以根治糖尿病”的“祖传秘方”,

或自称研制出了能够根治糖尿病的各种药品或医疗器械，不要盲目地相信广告。

49 糖尿病防治中的常见误区有哪些?

咨询：我今年57岁，是名糖尿病患者，我知道糖尿病是一种严重危害人们健康和生活质量的常见病、多发病，也清楚防治糖尿病的重要性，听说防治糖尿病常常有一些误区，请您告诉我糖尿病防治中的误区有哪些？

解答：正如您所说的那样，在糖尿病的防治过程中，确实有不少人在认识上存在误区，影响了正确的诊断、治疗和调养。下面介绍几种常见的误区，只有了解这些误区，走出误区，才能更好地控制血糖，避免和减少并发症的发生。

（1）血糖升高就一定是糖尿病：生活中有很多人在检查时发现血糖高就认为自己患有糖尿病，其实这是一个对糖尿病认识上的误区。糖尿病有严格的诊断标准：空腹血糖≥7.8毫摩/升，餐后2小时或随机血糖≥11.1毫摩/升，有临床症状的，可诊断为糖尿病；如果没有临床症状，则应在另一天重复测定血糖1次而出现上述异常结果中的一种才可确诊。临床中有一部分人的空腹血糖在6.1~7.0毫摩/升之间，而餐后2小时血糖正常，这种情况称为空腹血糖受损；还有一部分人空腹血糖正常，而餐后2小时血糖在7.8~11.1毫摩/升之间，这种情况称为糖耐量异常。以上两种情况都是介于正常血糖与糖尿病之间的中间代谢状态，属于血糖调节异常，尚不能诊断为糖尿病，但是这两类人群未来发生糖尿病的概率比正常人要高。因此，这些人需要经常检查，正确面对，并且积极预防。

（2）空腹血糖不高就万事大吉：说到查血糖，很多人往往首先想到的是空腹测血糖，一查空腹血糖不高，多数人就放心了，但其实餐后血糖同样重要，因为一天中只有晨起时是严格意义上的空腹，其他大部分时间都处于“饭后”状态，如果餐后血糖很高，人体器官就相当于泡在“糖水”里，时间长了就会导致疾病发生。有关专家指出，在我国，单纯餐后血糖增高者占糖尿病前期的70%以上，忽视餐后血糖的检测，仅根据空腹血糖来诊断糖尿病，漏诊率高达40%~80%，而且餐后高血糖严重威胁着患者的心脑血管健康，是心脑血管事件的独立危险因素。因此，仅仅关注空腹血糖显然是远远不够的，这会让大量糖尿病隐患潜伏下来。目前，在糖尿病患者中也普遍存在这样的误区，认为空腹血糖控制好了就万事大吉了，而忽视了餐后血糖，很多“糖友”甚至很少监测餐后2小时血糖的变化，这使得他们罹患心肌梗死、脑卒中等糖尿病并发症的危险大大增加，所以糖尿病患者应该长期、稳定、安全地进行血糖监测，尤其是餐后2小时的血糖控制，只有这样才能更好地预防糖尿病心脑血管病变的发生。

（3）治疗时偶有低血糖无所谓：由于用药或注射胰岛素不当，糖尿病患者在治疗过程中时有低血糖现象的发生，而低血糖是糖尿病治疗过程中最常见的也是最重要的并发症。目前，很多患者只关注高血糖，而忽视了低血糖的危害性，自我防护意识不足，甚至有人认为偶尔出现低血糖无所谓，其实低血糖的危害远远高于高血糖，因为高血糖的危害是长期、逐渐发生的，暂时不影响生命，而低血糖的出现一般都比较突然，危害是快速的，有时甚至是致命的。患者发生低血糖时，轻者会出现饥饿、心慌、大汗淋漓、疲乏无力、面色苍白等症状，一般进食少量糖果、巧克力和碳水化合物，稍事休息后可缓解。如果低血糖持续时间较长、性质较重，则患者的脑细胞会因为缺氧而造成永久性损害，心脏也会因为供能、供氧障碍而出现心律失常，甚至导致急性心肌梗死，增加了发生心脑血管突发事件的危险性。因此，在降糖的同时应注意监测血糖，尽量避免低血糖的发生。

（4）无自觉症状不需监测血糖：监测血糖是糖尿病患者必须做的。很多糖尿病患者认为监测血糖很麻烦，每次检测都要经受扎针之苦，所以一提到测血糖就抵触；还有一些患者认为监测血糖是有典型症状患者的事，自己没有自觉症状，就不需监测血糖，其实这些观点都是错误的。测血糖千万不能怕扎针、嫌麻烦，忽视血糖监测可以说是跟自己的健康和生命开玩笑，如果血糖忽高忽低，时间长了就会引发各种并发症，所以患者应根据病情合理安排血糖的监测时间和频率。关于血糖监测的时间，一般要监测空腹、餐前、餐后 2 小时血糖；对于血糖监测的频率，则要根据病情和治疗方法，在医生的指导下进行。

50 什么是糖尿病的三级预防?

咨询: 我母亲患有糖尿病,天天吃药,还时不时住院,我知道糖尿病是严重危害人们健康和生活质量的常见病、多发病,也明白糖尿病有遗传因素,所以很担心自己也会患糖尿病。听说糖尿病是可以预防和控制的,并且有三级预防,请问什么是糖尿病的三级预防?

解答: 正如您所知道的那样,糖尿病是严重危害人们健康和生活质量的常见病、多发病,与遗传因素有关,同时糖尿病是可以预防和控制的,并且有三级预防,这里给您介绍一下什么是糖尿病的三级预防,希望对您有所帮助。

所谓糖尿病的三级预防,就是在还没有患糖尿病时、已患糖尿病时以及已经出现并发症时这三个阶段,筑起三道防线,采取切实可行的措施进行防治,以降低糖尿病发病的可能,有效控制糖尿病,防止病情继续恶化,保证患者的生活质量,延长其寿命。

一级预防也称为病前预防,是指采取各种行之有效的措施,让健康人、容易患糖尿病的人(高危人群)和处于糖尿病前期的人避免患糖尿病;二级预防即患病救治,是指对糖尿病患者做到早诊断、早进行规范化的治疗,控制好血糖,使病情稳定,防止其进一步发展;三级预防是指患病后的管理,即通过对疾病的管理,控制好糖尿病及其并发症,避免、延缓和治疗糖尿病并发症，防止其引起残疾或死亡。

预防糖尿病的措施不是单一的，应当是综合的，包括健康教育和心理疗法、饮食疗法、运动疗法、药物疗法以及病情监测 5 个方面，称为糖尿病防治的“五驾马车”，驾驭好这“五驾马车”，是落实防治糖尿病措施的最好体现。

第二章
中医治疗糖尿病

提起中医，大家会想到阴阳、五行、舌苔、脉象等，觉得中医知识深奥难懂，对疾病的认识与西医不同。本章采取通俗易懂的语言，讲解了中医是怎样认识糖尿病的、中医通常将糖尿病分为几种证型，以及中医治疗糖尿病常用的方药、方法等，以便让大家了解一些中医防治糖尿病的知识，合理选择中医治疗糖尿病的药物和方法。

01 中医治疗糖尿病的优势是什么？有何不足？

咨询： 我今年49岁，体形较胖，平时并无不适，前天单位体检查出我患有糖尿病，我想采取中医方法治疗，听说中医治疗糖尿病既有其优势，也有其不足，我想了解一下中医治疗糖尿病的优势是什么？有何不足？

解答： 的确像您听说的那样，中医治疗糖尿病既有其优势，也有其不足。中医注重疾病的整体调治、非药物治疗和日常保健，有多种多样的治疗调养手段。中医在调治糖尿病方面较西医有一定的优势，主要表现在强调整体观念和辨证论治、调治手段多样、具有独具特色的食疗药膳以及不良反应少、便于长期应用等方面。

（1）强调整体观念和辨证论治：中医学认为，人是一个有机的整体，疾病的发生是机体正气与邪气相互作用、失去平衡的结果，糖尿病的发生更是如此，中医治疗糖尿病是在重视整体观的前提下辨证论治。辨证论治是中医的精华所在，同样是糖尿病，由于发病时间、地区以及患者机体的反应性不同，或处于不同的发展阶段，所表现的证不同，因而治法也不一样，所谓“证同治亦同，证异治亦异”，辨证论治使用药更具针对性，有助于提高临床疗效。

（2）调治手段多样：中医的治疗调养手段，除药物治疗外，还有针灸、按摩、敷贴以及饮食调理、情志调节、运动锻炼、起居调摄等调治方法，在重视药物治疗的同时，采取综合性的措施，配合以针灸、按摩等调治方法进行治疗调养，以发挥综合治疗优势，能控制血糖，有效改善或消除糖尿病患者的各种症状，阻止病情进一步发展，防止和减少各种并发症的发生。

（3）具有独具特色的食疗药膳：根据“药食同源”理论选用饮食药膳调治疾病是中医的一大特色，也是中医调治糖尿病的优势之一。很多食物不仅营养丰富，而且具有一定的药用功效，根据不同辨证选择食用这些食物，既可起到食物的作用，又可发挥药物的功效。选用适宜的食物配合以药物或药食两用之品制成的药膳，具有良好的调和阴阳气血、活血化瘀通络、调整脏腑功能的作用，依据其功效调治糖尿病，效果显著。

（4）有效降低血糖防治并发症：中药的治“本”优势可以使血糖、尿糖长期稳定在正常范围，中药的整体调节优势可以在降糖的同时增强患者体质，纠正糖、蛋白质和脂肪代谢紊乱，刺激胰岛素分泌，调节胰岛素受体的数量和亲和力，以增加靶细胞对胰岛素的敏感性。中药的整体调节优势还可以有效防止糖尿病多种并发症的产生。

（5）不良反应少，便于长期应用：糖尿病是一种难以治愈的慢性病，用药时间长，与西药相比，中药不良反应少，不容易产生耐药，便于长期应用。

中医治疗糖尿病虽有诸多优势，但也有其不足。中医擅长疾病的康复调养，对病情较为稳定的糖尿病患者，较西医治疗有较大的优势，但中医降血糖的作用较西医取效慢，对于血糖明显升高以及出现急性并发症的患者，通常以西医治疗为主，中医治疗为辅。总之，各取其所长，采用中西医结合的方法，是治疗糖尿病最有效的手段，也是其发展趋势。

02 中医是怎样认识糖尿病的病因和发病机制的?

咨询：我今年52岁，是糖尿病患者。我知道中医和西医有不同的理论体系，中医学中并没有糖尿病的病名，糖尿病属于中医学“消渴”范畴，我想进一步了解一些有关中医对糖尿病的认识，请您给我讲一讲中医是怎样认识糖尿病的病因和发病机制的?

解答：糖尿病以多饮、多尿、多食及体重减轻（“三多一少”）为主要临床表现，属中医学“消渴”“消瘅”等范畴。中医学认为，糖尿病的发病原因主要是禀赋不足，复因饮食不节、情志失调、劳欲过度等，致使阴津亏损，燥热偏盛，日久易出现血瘀。

（1）禀赋不足:《灵枢·五变》曰:“五脏皆柔弱者，善病消瘅。”先天禀赋不足是引起消渴病的重要内在因素，其中尤以阴虚体质最易罹患。素体阴虚火旺之人，火邪灼津，日久津伤气耗，发为消渴。

（2）饮食不节:《素问·奇论》曰:“此肥美之所发也，此人必数食甘美而多肥也，肥者令人内热，甘者令人中满，故其气上溢，转为消渴。”长期过食肥甘、醇酒厚味，致使脾胃运化失职，积热内蕴，化燥耗津，消谷耗液，发为消渴。

（3）情志失调：长期过度的精神刺激，如郁怒伤肝，肝气郁结，或劳心竭虑，营谋强思等，以致郁久化火，火热内燔，消灼肺胃阴津而发为消渴。

（4）劳欲过度：房事不节，劳欲过度，肾精亏损，虚火内生，则“火因水竭而益烈，水因火烈而益干”，终至肾虚肺燥胃热俱现，发为消渴。

糖尿病的病机主要在于阴津亏损，燥热偏胜，而以阴虚为本，燥热为标，两者互为因果，阴愈虚则燥热愈盛，燥热愈盛则阴愈虚。糖尿病的病位主要在肺、胃、肾，尤以肾为关键，三者虽可有所偏重，但往往又互相影响，如肺燥津伤，津液失于输布，则脾胃不得濡养，肾精不得滋助；脾胃燥热偏盛，上可灼伤肺津，下可耗伤肾阴；肾阴不足则阴虚火旺，亦可上灼肺胃，终至肺燥胃热肾虚，故多饮、多尿、多食之“三多”表现常可互见。

糖尿病日久，易发生以下两种病变：一是阴损及阳，阴阳俱虚。消渴虽以阴虚为本，燥热为标，但由于阴阳互根，阳生阴长，若病程日久，阴损及阳，则致阴阳俱虚，其中以肾阳虚及脾阳虚较为多见。二是病久入络，血脉瘀滞。消渴病是一种病及多个脏腑的疾病，影响气血的正常运行，且阴虚内热，耗津灼液，亦使血行不畅而致血脉瘀滞。

03 糖尿病哪些情况适合中药治疗？

咨询：我半年前查出患有糖尿病，一直服用二甲双胍治疗，虽然血糖得到了有效控制，但还是总感觉口干渴、多食易饥，想配合中药调理一段时间，听说并不是所有的糖尿病患者都适合用中药治疗，我想知道糖尿病哪些情况适合中药治疗？

解答：中医治疗糖尿病有其优势，也有其不足，并不是所有的糖尿病患者都适合用中药治疗。通常认为下列情况用中药治疗比较合适。

（1）对糖尿病前期进行干预：一部分糖耐量异常患者会长期保持糖耐量异常，另一部分患者会逐渐恢复正常，还有一部分会逐渐发展成为糖尿病。我国每年约有 10% 的糖耐量异常患者进展为糖尿病。糖耐量异常进展为糖尿病之前称为“糖尿病前期”，虽然还不是糖尿病，但同样存在高血糖损害和慢性并发症逐渐发生的可能性。对这部分人群，在认真进行饮食管理和运动锻炼的基础上使用中药调理，可以对血糖和血脂进行有效干预控制，以降低糖尿病的发病率。

（2）治疗轻、中度 2 型糖尿病：轻、中度 2 型糖尿病患者，尤其是血糖不太高的老年患者，一般在饮食和运动的基础上单纯应用中医药治疗，就可以将血糖控制在满意的范围。

（3）治疗血糖控制良好但症状缓解不明显的患者：有些经

过综合治疗后血糖控制良好的患者，仍然存在一些症状，如口干又不想喝水、疲乏无力、体弱多汗等气阴两虚的表现，这时可以充分发挥中医药的优势，采用益气养阴、滋补肝肾、清热利湿等对症治疗的方法，可取得良好的疗效。

（4）协助降低血糖，减少西药剂量：西药降糖的疗效肯定，但存在不同程度的不良反应，有些患者为了将血糖控制在合理的范围内，使用西药的剂量较大，而长期大剂量使用西药容易给身体带来一定的损害。这时如果配合中药治疗，在方药合理的情况下既可以增强疗效，减少西药的使用剂量，又可以避免或减少不良反应，协助平衡降糖。

（5）预防和治疗早期慢性并发症：常见的糖尿病慢性并发症有肾病、眼底疾病和神经系统疾病等，其发病机制尚未完全明了。目前西医还缺乏切实有效的防治措施，在综合治疗、血糖控制良好的基础上配合中医辨证论治，可取得良好的效果。大量临床研究证实，在西药治疗的基础上加用中药进行综合治疗，可以明显降低糖尿病并发症的发病率。如采用补肾固摄等方法治疗，可以使患者尿蛋白排出减少，保护肾功能，减少糖尿病肾病的发病率；在糖尿病视网膜病变早期采用补益肝肾、活血通脉等方法治疗，可以促进眼底出血渗出的吸收，提高患者的视力，延缓并发症发展；采用补益肝肾、舒筋通脉的方法治疗，能够明显缓解肢体凉、麻、痛等神经病变症状。

当然，对于1型糖尿病，由于患者自身没有或仅有极少量的胰岛素产生，完全依赖外源性胰岛素来维持正常的生理需要，一旦中止胰岛素治疗就会出现酮症酸中毒而危及生命，目前为止还没有发现可以代替胰岛素的中药，因此中医药并不适合用于1型糖尿病患者单纯降血糖，但可以用于预防治疗并发症和缓解某些症状。2 型糖尿病出现严重的并发症后，建议以西医治疗为主，配合中医治疗，往往可以取得良好的疗效。

西医西药在控制血糖方面作用显著，是治疗糖尿病的基础，但是目前还没有根治糖尿病的药物，单一用药很难控制糖尿病的发展，而中医注重疾病的整体调治、非药物治疗和日常保健，有多种多样的治疗调养手段。采取中西医结合的方法，能综合中医、西医之长处，克服其各自的不足，具有明显的优势，是当今治疗糖尿病的首选方法。

04 治疗糖尿病常用的单味中药有哪些？

咨询：我今年 58 岁，体形较胖，前天查出患有 2 型糖尿病，听说中药治疗糖尿病效果很不错，我准备服用中药汤剂治疗，但中药的种类繁多，很多并不适合用于治疗糖尿病，麻烦您给我介绍一下治疗糖尿病常用的单味中药有哪些？

解答：确实像您说的那样，我国有着丰富的中药资源，中药的种类繁多，本草书籍所载药物达数千种，临床常用的单味中药也有数百种之多，不过并不是所有中药都适宜于治疗糖尿病，下面介绍几种治疗糖尿病常用的单味中药，供您参考。

（1）人参：为五加科多年生草本植物人参的根。其味甘、微苦，性微温，具有大补元气、补脾益肺、生津安神之功效。

适用于气虚欲脱、短气神疲、脉微欲绝等危重证候，肺气虚弱之短气喘促、懒言声微、脉虚自汗，脾气不足之倦怠乏力、食少便溏，热病气津两伤之身热口渴、消渴，气血亏虚之心悸失眠、健忘、头晕等病证。用法一般为每次 5~10 克，水煎服。注意其反藜芦，畏五灵脂。

现代研究表明，人参含有多种人参苷、挥发油、糖类及维生素等成分，不仅是临床常用的中药之一，也是常用的滋补品。人参能增强神经系统的灵活性，提高脑力劳动功能，调节胆固醇代谢，并能抗休克、抗疲劳、降血糖、促进蛋白质合成，此外还有抗过敏、抗利尿及抗癌等多种作用，广泛应用于各种急重症患者的治疗。人参调节糖代谢的作用显著，是治疗糖尿病患者最常用的中药之一。

（2）黄芪：为豆科多年生草本植物蒙古黄芪或荚膜黄芪的根。其味甘，性微温，具有补气升阳、益卫固表、利水消肿、托疮生肌等作用。适用于脾胃气虚及中气下陷诸证，肺气虚及表虚自汗、气虚外感诸证，气虚水湿失运之水肿、小便不利，气血不足、疮疡内陷脓成不溃或溃久不敛，以及气虚血亏之面色萎黄、神倦脉虚，气虚不能摄血之便血、崩漏，气虚血滞不行之痹痛、肢体麻木或半身不遂，气虚津亏之消渴等病证。用法一般是每次 10~30 克，水煎服。应当注意的是，凡表实邪盛，内有积滞，阴虚阳亢者，均不宜用。

现代研究表明，黄芪含有苷类、多糖、氨基酸、维生素 P、微量元素等成分，具有增强机体免疫功能、利尿、抗衰老、保肝、降压、保护血管等作用，能抗血小板聚集，改善微循环，促进造血功能，改善糖代谢。黄芪是最常用的中药，乃补气药的代表，历代名医对黄芪的临床效用均推崇备至，传统名方中以黄芪为主药且疗效显著者甚众。

（3）玉竹：为百合科植物玉竹的干燥根茎。其味甘，性微寒，具有养阴润燥、生津止渴、益胃之功效。《本草正义》中说：“玉竹，味甘多脂，柔润之品……今唯肺胃燥热，津液枯涸，口渴嗌干等症，而胃火炽盛，燥渴消谷，多食易饥者，尤有甚效。”适用于胃热炽盛，阴津耗伤所致的消谷易饥、胃脘灼热疼痛，阴虚肺燥之干咳少痰，以及热病伤津之烦热口渴、消渴等。现在也常用于治疗冠心病、肺源性心脏病、糖尿病、脂溢性脱发等。用法一般为每次 10~15 克，水煎服。清热养阴宜生用，滋补养阴多制用。注意脾虚及痰湿内盛者不宜用。

现代研究表明，玉竹含有强心苷、甾体皂苷、黄酮、多糖、鞣质、白屈菜酸、生物碱、烟酸、玉竹多糖等成分，具有提高免疫功能、强心、降血糖、降血脂、延缓衰老、润肠通便等作用，同时还能扩张血管、抗急性心肌缺血、降血压、抗肿瘤等。

（4）生地黄：为玄参科多年生草本植物地黄的根。其味甘、苦，性寒，具有清热凉血、养阴生津之功效。适用于热入营血之口干舌绛，血热妄行之斑疹吐衄，以及津伤口渴、内热消渴等。生地黄可养阴生津，治疗内热消渴，由于糖尿病患者常有阴虚津伤口渴症状，所以是治疗糖尿病的常用中药。用法一般为每次 10~30 克，水煎服，鲜品加倍，或以鲜品捣汁入药。鲜生地黄味甘、苦，性大寒，作用与干地黄相似，滋阴之力稍逊，但清热生津、凉血止血之力较强。生地黄性寒而滞，脾虚湿滞、腹满便溏者不宜使用。

现代研究表明，生地黄含有谷甾醇、地黄素、甘露醇、葡萄糖、生物碱、维生素 A 等，具有一定的强心、利尿、升高血压和降低血糖作用，同时还能促进血液凝固，保护肝脏，防止肝糖原减少等。

（5）黄精：为百合科多年生草本植物黄精、滇黄精或多花黄精的根茎。其味甘，性平，具有滋肾润肺，补脾益气之功效。适用于肾虚精亏所致的腰膝酸软、头晕耳鸣、心悸健忘、失眠多梦、阳痿遗精、须发早白、潮热盗汗、消渴，阴虚肺燥的干咳少痰，肺肾阴虚的劳嗽喘咳，以及脾虚气弱的倦怠乏力、食欲不振等。黄精的用法一般为每次10~30克，水煎服。

现代研究表明，黄精含有黏液质、淀粉、糖类、多种氨基酸、多种维生素及生物碱等成分，具有增强免疫功能、抗衰老、耐缺氧、抗疲劳、抗菌、增强代谢等作用，能降血压、降血糖、降低血清胆固醇，有助于预防动脉粥样硬化的发生。现在广泛应用于慢性肝炎、肝硬化、缺血性中风、高血压、冠心病、神经衰弱、高脂血症、糖尿病、慢性支气管炎等的治疗。

（6）熟地黄：为生地黄（玄参科多年生草本植物地黄的根）经加黄酒拌蒸至内外色黑、油润，或直接蒸至黑润而成。其味甘，性微温，具有补血滋阴、益精填髓之功效。适用于血虚所致的萎黄乏力、眩晕心悸、失眠健忘、月经不调、崩漏，肝肾阴虚所致的潮热盗汗、腰膝酸软、遗精阳痿、不孕不育、耳鸣耳聋、须发早白，以及消渴、便秘等。用法一般为每次10~30克，水煎服，但应注意脾虚便溏者慎用。

现代研究表明，熟地黄含有地黄素、甘露醇、维生素A、糖类、氨基酸等，具有强心、利尿、降血糖和升高外周白细胞、增强免疫功能等作用，是临床最常用的中药之一，广泛应用于高脂血症、高血压、贫血、糖尿病、慢性肝炎、神经衰弱、冠心病、缺血性中风、类风湿性关节炎、颈椎病、肩周炎、腰肌劳损、失眠、眩晕等疾病的治疗。

（7）葛根：为豆科多年生落叶藤本植物野葛的干燥根。其味甘、辛，性凉，具有发表解肌、透发麻疹、解热生津、升阳止泻等功效。葛根长于散阳明肌肉之邪，鼓胃气上行生津，适用于外感发热头痛、项强，热病口渴、消渴，麻疹透发不畅，脾虚泄泻，湿热泻痢等。用法一般为每次10~15克，水煎服。

现代研究表明，葛根含有异黄酮类、葛根苷类、三萜类以及淀粉、生物碱、微量元素等化学成分，能扩张冠状动脉和脑血管，增加冠状动脉血流量和脑血流量，使外周血管阻力下降而降压。同时葛根还有抑制血小板聚集、轻微的降血糖及明显的解热作用。近年来，对葛根的效用多有发挥，广泛应用于高血压、高脂血症、冠心病心绞痛、血管神经性头痛、缺血性中风、颈椎病、腰腿痛、肩周炎、糖尿病、外感发热、荨麻疹等的治疗。

（8）麦冬：为百合科多年生草本植物麦冬的块根。其味甘、微苦，性微寒，具有养阴润肺、益胃生津、清心除烦之功效。麦冬能养阴、清热、润燥，适用于肺阴不足而有燥热的干咳痰黏、劳热咳嗽。根据麦冬益胃生津、润燥的作用，也用于胃阴虚或热伤胃阴的口渴咽干、大便秘结。另外，麦冬能养阴清心、除烦安神，还用于心阴虚或火热扰心之心烦失眠、心悸健忘，以及血热吐衄、消渴等。用法一般为每次10~15克，水煎服。

现代研究表明，麦冬含有多种沿阶甾体皂苷、β－谷甾醇、氨基酸、多种葡萄糖及其葡萄糖苷等成分，能增强网状内皮系统吞噬能力，升高外周白细胞，提高免疫功能，同时还有抗心律失常、扩张外周血管、降血糖等作用。

（9）山茱萸：为山茱萸科落叶小乔木植物山茱萸的成熟果

实。其味酸、涩，性微温，具有补益肝肾、收敛固涩之功效。适用于肝肾亏虚之头晕目眩、腰膝酸软、阳痿遗精，冲任不固之崩漏下血、月经过多，以及大汗不止、体虚欲脱、遗尿、消渴等。用法一般为每次 5~10 克，水煎服。注意素有湿热及小便淋涩者不宜用。

现代研究表明，山茱萸含有山茱萸苷、皂苷、鞣质、熊果酸、没食子酸、酒石酸及维生素 A 等成分，有利尿、降血压和调整糖代谢的作用，对痢疾杆菌、金黄色葡萄球菌有不同程度的抑制作用，有抗组胺及较弱的兴奋副交感神经作用，所含鞣质还有收敛作用。

（10）枸杞：为茄科落叶灌木植物宁夏枸杞的成熟果实。其味甘，性平，具有滋阴补肾、养血补肝、益精明目、强筋骨、壮体力之功效。适用于肝肾虚损、精血不足所致的头晕耳鸣、腰膝酸软、心悸失眠、遗精健忘，以及视力减退、内障目昏、消渴等。用法一般为每次 10~15 克，水煎服。

现代研究表明，枸杞子含有甜菜碱、多糖、粗脂肪、粗蛋白、亚油酸、胡萝卜素、维生素 C、维生素 P，以及铁、磷、钙、锌等。其含有的维生素 P 能增强毛细血管张力，健全人体毛细血管，对防治高血压等心脑血管疾病大有好处；所含的亚油酸能防止胆固醇在血管内沉积，具有降血脂、降血压和防治动脉硬化的作用。同时，枸杞还可升高外周白细胞，增强网状内皮系统功能，增强细胞免疫与体液免疫功能，促进造血功能，并具有抗衰老、抗肿瘤、保肝及降血糖等作用。

05 治疗糖尿病的经典方剂有哪些？

咨询：我患糖尿病已多年，因用西药疗效不太满意，于2个月前开始改服中药汤剂治疗，效果还算不错。我用的中药方剂是玉女煎加减，医生说这个是治疗糖尿病的经典方剂，听说治疗糖尿病的方剂有很多，我想知道治疗糖尿病的经典方剂有哪些？

解答：治疗糖尿病的方剂确实有很多，这当中较经典的当数治上消的消渴方、二冬汤，治中消的玉女煎，治下消的六味地黄汤和金匮肾气丸，下面将其组成、用法、功效、主治、方解介绍如下。

（1）消渴方（《丹溪心法》）

组成：黄连末2克，天花粉末10克，人乳（或牛乳）80毫升，藕汁50毫升，生地黄汁30毫升，生姜汁3滴，蜂蜜10毫升。

用法：将上药搅拌成膏，用开水送服。

功效：清热生津，滋阴润燥。

主治：消渴，口渴引饮，多食易饥，舌红苔燥，脉细数。

方解：方中天花粉清热润燥，生津解渴，为主药；佐以黄连清热泻火，生地黄汁、藕汁、蜂蜜、人乳生津增液，滋阴润燥；生姜汁调中和胃。诸药合用，共奏清热生津、滋阴润燥之功效。

（2）二冬汤（《医学心悟》）

组成：天门冬6克，麦门冬9克，天花粉、黄芩、知母、荷叶各3克，人参、甘草各1.5克。

用法：每日1剂，水煎取汁，分早晚2次服。

功效：养阴清热，生津止渴。

主治：上消，渴而多饮，以及肺热咳嗽、痰少等。

方解：方中天冬、麦冬、天花粉养阴清肺，生津润燥；人参、甘草补益肺气；黄芩、知母、荷叶清除肺热。全方扶正与祛邪并用，达养阴清热、生津止渴之功效。

（3）玉女煎（《景岳全书》）

组成：石膏15~30克，熟地黄9~30克，麦冬6克，知母、牛膝各4.5克。

用法：每日1剂，水煎取汁，分早晚2次服。

功效：清胃滋阴。

主治：消渴，消谷善饥，以及胃热阴虚，烦热干渴，头痛，牙痛，牙龈出血，齿松龈肿，或吐血鼻衄，舌质红，苔黄干。

方解：方中石膏清胃火之有余，为主药；熟地黄滋肾水之不足，为辅药。二药合用，是清火而又壮水之法。知母苦寒质润，助石膏以泻火清胃，无苦燥伤津之虑；麦冬养胃阴，协熟地黄以滋肾阴，兼顾其本，均为佐药。牛膝滋补肾水，并可引热下行，可使热伤血络之溢血停止，故为使药。诸药配伍，共奏清胃滋肾之功。

（4）六味地黄汤（《小儿药证直诀》）

组成：熟地黄24克，山茱萸、山药各12克，泽泻、牡丹皮、茯苓各9克。

用法：每日1剂，水煎取汁，分早晚2次服。

功效：滋阴补肾养肝。

主治：肝肾阴虚，腰膝酸软，头晕目眩，耳鸣耳聋，口燥咽干，盗汗遗精，消渴，骨蒸潮热，手足心热，牙齿动摇，小便淋沥，舌红少苔，脉沉细数。

方解：方中熟地黄滋肾填精，为主药，辅以山茱萸养肝肾而涩精，山药补益脾阴而固精，三药合用，以达到三阴并补之功，这是补的一面。又配茯苓淡渗脾湿，以助山药益脾，泽泻清泄肾火，并防熟地黄之滋腻，牡丹皮清泄肝火，并制山茱萸之温，共为佐使药，这是泻的一面。各药合用，使之滋补而不留邪，降泄而不伤正，补中有泻，寓泻于补，相辅相成，是通补开合的方剂。

（5）金匮肾气丸（《金匮要略》）

组成：干地黄 240 克，山药、山茱萸各 120 克，泽泻、茯苓、牡丹皮各 90 克，桂枝、附子各 30 克。

用法：上药共研为细末，炼蜜为丸，每丸重 15 克，每日 2 次，每次 1 丸，分早晚用温开水送服。也可用饮片作汤剂水煎服，各药用量按原方比例酌情增减。

功效：温补肾阳。

主治：肾阳不足，腰痛脚软，下半身常有冷感，少腹拘急，小便不利或小便反多；也用于脚气、痰饮、消渴等，舌质淡，体胖，苔薄白，脉沉细。

方解：方中干地黄滋补肾阴，山茱萸、山药滋补肝脾，辅助滋补肾中之阴；并用少量桂枝、附子温补肾中之阳，意在微微生长少火以生肾气；方中泽泻、茯苓利水渗湿，牡丹皮清泻肝火，与温补肾阳药相配，意在补中寓泻，使补而不腻。诸药配合，共成温补肾阳之剂。

06 中医通常将糖尿病分为几种证型？

咨询： 我患糖尿病已 3 年，一直服用二甲双胍治疗，虽然血糖控制得还算满意，但口渴多饮、多食易饥的症状并无明显减轻，听说中医可将糖尿病分为几种证型，按不同证型进行治疗，能很好地改善自觉症状，我想了解一下中医通常将糖尿病分为几种证型？

解答： 您问的这个问题有很多糖尿病患者都已问过，中医的特色就是整体观念和辨证论治，中医治疗糖尿病是根据不同患者的不同病情，也就是不同的分型来辨证治疗的，的确很有效。

糖尿病属中医学“消渴”范畴，中医对糖尿病的辨证分型，至今尚缺乏统一的标准，其中刘完素在《三消论》中根据“消渴”的主要临床表现将其分为上消、中消、下消三消，对后世影响最大。上消主要表现为烦渴多饮，口干舌燥；中消主要表现为多食易饥，形体消瘦，大便干结；下消主要表现为尿频量多，尿如脂膏。当然这种分类方法有些片面，因为临床上“三多”症状并不是截然分开的，往往同时存在，仅表现在程度上有轻重不同而已，三焦兼顾、三消同治更能切合临床实际。

现今，根据阴阳偏盛偏衰可将糖尿病分为阴虚型、阳虚型、阴阳两虚型，或分为阴虚热盛型、气阴两虚型、阴阳两虚型；根据阴阳辨证与脏腑辨证、气血津液辨证相结合的原则，可将糖尿病分为阴虚型、阴虚火旺型、气阴两虚型、气阴两虚火旺型、阴阳两虚型、阴阳两虚火旺型、血瘀型。根据糖尿病发病机制和临床表现的不同，可将糖尿病分为脾失健运、津不上承型，肺胃燥热、阴津亏虚型，气阴两虚、湿瘀内留型，以及阴阳两虚、肾失固摄型 4 种证型进行辨证论治，这是现在中医辨证治疗糖尿病最普遍的辨证分型方法。需要说明的是，由于糖尿病病机复杂，病情多变，因此在一个证型中又会出现许多变化，也可以把这些变化看成是多个“亚型”或兼证，临床中常根据病情的变化灵活加减用药。

07 中医辨证治疗糖尿病的思维模式是怎样的？

咨询：我叔父患有糖尿病，近来总感觉上腹部胀满不舒服，想用中药给他调理一下。我知道中医治病有一定的思维模式，掌握了思维模式可少走弯路，请问中医辨证治疗糖尿病的思维模式是怎样的？

解答：的确像您所说的那样，中医治疗疾病有一定的思维模式，就中医辨证治疗糖尿病来讲，在明确辨治思路的前提下，还要弄清思维模式，只有这样才能少走弯路，做到辨证准确，治疗方法合理，疗效才好，这也是糖尿病患者的愿望所在。下面通过典型病例，给您介绍一下中医辨证治疗糖尿病的思维模式，希望对您有所帮助。

（1）辨证论治的思维模式：从中医辨证思维角度出发，当面对一名患者，首先要详细了解患者的病情，通过望、闻、问、切，结合尿常规、血糖等相关检查，进行鉴别诊断，以确立糖尿病的诊断，明确中医之病名。然后通过进一步分析，找出其发病机制，辨析其所属的中医证型，分辨出是脾失健运、津不上承型，肺胃燥热、阴津亏虚型，气阴两虚、湿瘀内留型，还是阴阳两虚、肾失固摄型，同时还应注意其兼证等情况。最后根据辨证分型，依病情的轻重缓急，确立是采用中西医结合的方法治疗，还是单纯应用中医的方法进行治疗，明确相应的治则、方药、用法，以及治疗中需注意的问题。

（2）病例举例：周某，男，50 岁，2016 年 9 月 16 日初诊。患者有糖尿病家族史，患糖尿病已 5 年，口渴多饮、消瘦，间断服用消渴丸、格列苯脲片等药物，血糖控制在 7.2~12.5 毫摩尔 / 升之间。10 天前因出差疲劳，口渴多饮加重，并伴有神疲乏力、心悸胸闷等，今特来检查治疗。就诊时患者形体明显消瘦，面色晦滞，口咽干燥，渴而多饮，多食善饥，神疲乏力，气短懒言，尿频量多，心悸胸闷，午后足部稍浮肿，舌质暗红，苔薄腻，脉细涩。尿常规示尿糖（ + + + ），空腹血糖 14.8 毫摩尔 / 升，餐后 2 小时血糖 19.6 毫摩尔 / 升，心电图及肝、肾功能检查均正常，B 超检查示肝、胆、脾、肾、胰腺未见器质性病变。

第一步：明确中西医诊断。根据患者患糖尿病 6 年，结合口渴多饮、形体消瘦、神疲乏力之临床表现，以及尿常规、血糖、心电图、肝肾功能、B 超等检查，西医诊断为糖尿病无疑，尚未出现明显的并发症。患者以口渴多饮、形体消瘦、神疲乏力为突出表现，中医诊断为消渴。

第二步：分辨中医证型。患者形体明显消瘦，面色晦滞，口咽干燥，渴而多饮，多食善饥，神疲乏力，气短懒言，尿频量多，心悸胸闷，午后足部稍浮肿，舌质暗红，苔薄腻，脉细涩，为气阴两虚之征象，又有湿瘀内留之表现，故中医辨证为气阴两虚、湿瘀内留型。

第三步：确立治则、方药及用法。辨证属气阴两虚、湿瘀内留型，治宜益气养阴，祛湿化瘀。方选二黄二参汤加减。基本用药为：黄芪 24g，黄精 18g，太子参 18g，丹参 15g，山药 24g，茯苓 15g，生地黄 15g，知母 12g，赤芍 15g，佩兰 10g，陈皮 12g，半夏 10g，葛根 12g，甘草 6g。用法为每日 1 剂，水煎取汁，分早晚 2 次服。

为了尽快控制病情，在服用中药汤剂治疗的同时，配合口服格列齐特片（开始每次 80mg，每日 2 次，之后视病情变化调整用量），嘱咐患者注意饮食调理，调畅情志，控制房事，避免劳累，以配合治疗。

08 中医辨证治疗糖尿病常见的失误原因有哪些？

咨询： 我在医院从事中医临床工作，前些天刚参加过中医实用技术培训，正好有几位糖尿病患者要求服用中药，我想用中药给他们调理一段时间，但又担心疗效不好，请问中医辨证治疗糖尿病常见的失误原因有哪些？

解答：分析研究中医辨证治疗糖尿病常见的失误原因，对确立正确的治则、方药，提高中医治疗糖尿病的临床疗效，有重要的现实意义。就中医辨证治疗糖尿病来讲，其失治、误治的原因是多方面的，归纳起来主要有以下几个方面。

（1）中西不辨，泥于常规：糖尿病是西医的病名，从中医辨证角度来看，阴虚燥热引发者较为多见，但阴虚燥热并非糖尿病的唯一发病机制，临床常易导致诊断辨证错误。另外，治疗糖尿病时，若一味地用具有降糖作用的中药堆积治疗，则失去了中医的本质辨证论治，造成治疗用药失误。

（2）虚实不分，辨证不准：糖尿病的临床表现是多种多样的，有脾失健运、津不上承型，肺胃燥热、阴津亏虚型，气阴两虚、湿瘀内留型，阴阳两虚、肾失固摄型等，发病机制既有阴津亏虚、阴阳俱虚等虚的方面，也常有燥热、痰湿、瘀血等实的一面，如若临证时四诊不详，审证不细，虚实不分，或拘泥于临床经验，常致辨证不准，出现误诊误治。

（3）拘于经验，治法失误：糖尿病以阴虚燥热为主要发病机制，滋阴清热润燥是治疗糖尿病的常用法则，但不是唯一法则，若只拘于经验，忽视滋阴清热润燥与其他治疗法则的关系，不加辨证地用滋阴清热润燥之法，则容易出现治法用药失误。临床中不知辨病之标本，只治标不治本，不加辨证地见糖降糖、见渴止渴，从而导致治疗失误的情况，时有发生。

（4）不知巩固，盲目停药：糖尿病属难治之病，至今中西医均无理想的治疗方法，一旦罹患，其治疗将是长期的、终身的。其治疗目的主要是稳定病情，防止出现并发症。一时的血糖正常或症状消失并不代表病已治愈，长期巩固是治疗糖尿病应当注意的问题，故不知巩固、盲目停药是临床常见的治疗失误。

（5）失于调养，不节饮食：自我调养在糖尿病的治疗康复中占有重要地位，若不遵医嘱，失于调养，生活起居无规律，饮食无节制，长期精神紧张，吸烟饮酒，房室劳累等，会直接影响糖尿病的治疗和康复，是最常见的误治原因之一。在自我调养中，饮食调理极为重要，合理控制饮食是稳定和降低血糖的重要措施，不节饮食是病情反复最常见的诱因，应特别注意。

09 脾失健运、津不上承型糖尿病应如何选方用药？

咨询：我今年 47 岁，近 2 个月来总感觉神疲乏力、少气懒言、纳食无味，自认为是劳累所致，但休息后不见好转，前天到医院就诊，确诊为糖尿病。医生说我的糖尿病属脾失健运、津不上承型，我不太懂，请问**脾失健运、津不上承型糖尿病应如何选方用药？**

解答：中医治病强调辨证论治，根据糖尿病发病机制和临床表现的不同，中医通常将糖尿病分为多个证型，脾失健运、津不上承型是其中的一个证型。这一证型的主要表现为神疲乏力，少气懒言，嗜睡喜卧，纳食无味，或有口渴，或夜尿频多，大便糖薄，舌质淡体胖，边有齿痕，脉濡缓。此型糖尿病多见于中老年人，以神疲乏力为主要特征，其口渴时隐时现，因无典型的“三多一少”症状，所以容易被漏诊。

脾失健运、津不上承型糖尿病的治疗原则为健脾化湿，升发脾阳，方剂可选用七味白术散加减治疗。基本用药有党参15g，白术12g，茯苓15g，黄芪24g，葛根15g，薏苡仁18g，山药24g，藿香12g，莲子15g，丹参15g，白扁豆15g，半夏12g，陈皮12g，甘草6g，大枣6枚，并注意随症加减。用法为每日1剂，水煎取汁，分早晚2次服。

上述处方中，党参、黄芪健脾益气，以助脾运，激发脾胃转输水谷精微之功能；白术、茯苓、薏苡仁、白扁豆健脾化湿，以使水湿得祛；山药、莲子益脾气，补脾阴，固脾精；藿香化湿醒脾；葛根升发脾胃清阳之气，生津止渴；陈皮、半夏健脾祛湿化痰；丹参活血化瘀，防止气虚致瘀；甘草、大枣补中益气，甘草兼能调和诸药。诸药合用，共奏健脾化湿、升发脾阳之效。

10 肺胃燥热、阴津亏虚型糖尿病应如何选方用药？

咨询： 我患糖尿病已4年，一直服用降糖药治疗，近段时间血糖出现明显波动，口渴多饮、多食易饥的症状也较明显，西医医生建议服几剂中药以缓解症状，中医医生说我这种情况属肺胃燥热、阴津亏虚型，请问肺胃燥热、阴津亏虚型糖尿病应如何选方用药？

解答： 肺胃燥热、阴津亏虚型糖尿病在临床中较为多见，按糖尿病上、中、下消之分法，肺胃燥热、阴津亏虚型糖尿病当属“中消”范畴。这一证型的主要表现为形体消瘦，口干舌燥，口渴多饮，多食善饥，疲倦乏力，小便频数量多，大便干结，舌质红，苔薄少或黄燥，脉细数或滑而有力。

肺胃燥热、阴津亏虚型糖尿病的治疗原则是清胃泻火，养阴生津，方剂可选用白虎加人参汤加减。基本用药有太子参18g，生地黄15g，石膏24g，知母12g，麦冬15g，玄参15g，黄连6g，沙参15g，瓜蒌仁12g，黄精18g，山药24g，薏苡仁24g，地骨皮12g，牡丹皮10g，赤芍12g，甘草6g，大枣6枚，并注意随症加减。用法为每日1剂，水煎取汁，分早晚2次服。

上述处方中，石膏辛甘大寒，清泻胃火；黄连苦寒清热泻火，助石膏清胃火；生地黄、知母清热泻火，生津止渴；太子参、麦冬、沙参、玄参益气养阴，润肺清胃，生津止渴；黄精、山药健脾益气，补肾固精；薏苡仁健脾化湿；地骨皮清虚热；牡丹皮、赤芍凉血散瘀，防止燥热与血相结；瓜蒌仁清热导滞，润肠通便；甘草、大枣补中益气，甘草兼能调和诸药。诸药配合，具有清热泻火、益气养阴、润肺清胃、生津止渴之功效，切中肺胃燥热、阴津亏虚型糖尿病之发病机制。

需要注意的是，肺胃燥热、阴津亏虚型糖尿病具有典型的“三多一少”症状，其病机以肺燥胃热为主，当以清胃泻火、养阴生津为治法，但由于病程通常较长，可有不同程度的肾虚，所以临证时还应注意适当配合以补肾固精之品，以使热清、津生、肾固，从而病情逐渐好转。

11 气阴两虚、湿瘀内留型糖尿病应如何选方用药?

咨询: 我患糖尿病已多年,一直服用西药降糖药治疗,最近听说中西医结合治疗效果更好,所以前几天去看了中医,医生问了病情,察看了舌象,切了脉,说我的情况属气阴两虚、湿瘀内留型糖尿病,我想了解一下气阴两虚、湿瘀内留型糖尿病应如何选方用药?

解答: 中医并无糖尿病之病名,糖尿病属中医“消渴”之范畴,其辨证可以分为多个证型,气阴两虚、湿瘀内留型糖尿病是其中之一。气阴两虚、湿瘀内留型糖尿病的主要表现是形体消瘦,面色晦滞,口咽干燥,渴而多饮,多食善饥,神疲乏力,气短懒言,尿频量多,心悸胸闷,晨起面部虚浮,午后足部稍浮肿,舌质淡红或暗红,苔薄少或腻,脉细数或细涩。

气阴两虚、湿瘀内留型糖尿病的治疗原则是益气养阴,祛湿化瘀,方剂可选用二黄二参汤加减。基本用药有黄芪24克,黄精18克,太子参18克,丹参15克,山药24克,茯苓15克,生地黄15克,知母12克,赤芍15克,佩兰10克,陈皮12克,半夏10克,葛根12克,甘草6克,并注意随症加减。用法为每日1剂,水煎取汁,分早、晚2次服。

上述处方中,黄芪、太子参益气扶正,降糖升津;黄精、山药健脾益肾,补脾阴,养阴津;生地黄、知母滋阴润燥;丹参、赤芍养血凉血，活血化瘀；佩兰、茯苓化浊利湿，健脾消肿；陈皮、半夏健脾化痰，醒胃利湿；葛根升发脾胃清阳之气而止渴；甘草调和诸药。上药合用，具有益气养阴、祛湿化瘀之功效。

气阴两虚、湿瘀内留型糖尿病是糖尿病中最常见、最基本的证型，此类患者燥热蛰伏，疾病进入气随液耗的漫长病损过程，气虚谷精不得转输，滞留于脉内，则血糖升高，脾虚运化水湿之功能失常则湿浊内生，气阴虚血不畅行则留瘀，故湿、瘀与气阴两虚相伴而生，其治疗宜在益气养阴的基础上配合以祛湿化瘀。同时，患者常会有神疲乏力、气短懒言等表现，其气虚之征象较为明显，房室和劳累后易加重病情。因此，患者在药物治疗的同时，应注意起居调摄和饮食调理，适当节制性生活，避免过度劳累。

12 阴阳两虚、肾失固摄型糖尿病应如何选方用药?

咨询：我患糖尿病已经10多年，西药、中成药没少吃，始终没能治愈，半年来出现畏寒怕冷、腰膝酸软、小便混浊如膏等症状，中医医生说我是消渴中的下消，辨证属阴阳两虚、肾失固摄型糖尿病，麻烦您介绍一下阴阳两虚、肾失固摄型糖尿病应如何选方用药?

解答：糖尿病属中医“消渴”之范畴，消渴有上消、中消、下消之分，病属下消者，其病程已长，病理变化以阴阳两虚、肾虚失于固摄为主，中医医生说您是消渴中的下消，辨证属阴阳两虚、肾失固摄型糖尿病，就是这个道理。此类患者的主要表现为面色黧黑，畏寒怕冷，腰膝酸软，耳轮焦干，皮肤干燥，手足心热，多饮多尿，小便浑浊如膏，男子可有阳痿，女子可有月经不调或闭经，舌质淡，苔薄少，脉沉细无力。应当注意的是，此类患者病程已久，阴虚不能滋养五脏化阴津，阳虚不能温煦五脏蒸精化液，肾虚不能固摄下元以摄谷精，病情较重，极易出现并发症。

阴阳两虚、肾失固摄型糖尿病的治疗原则是滋阴温阳，补肾摄精，方剂可选用金匮肾气丸加减。基本用药有熟地黄 12 克，山萸肉 12 克，山药 24 克，茯苓 12 克，泽泻 12 克，牡丹皮 10 克，肉桂 9 克，黄芪 24 克，龟甲 15 克，菟丝子 12 克，葛根 12 克，黄精 15 克，金樱子 12 克，益母草 15 克，甘草 6 克，大枣 6 枚，并注意随症加减。用法为每日 1 剂，水煎取汁，分早、晚 2 次服。

上述处方中，熟地黄、山萸肉、山药滋补肾阴；肉桂、菟丝子温补肾阳，以化肾气；黄芪益气扶正；黄精、山药健脾益肾涩精，补脾阴，养阴津；茯苓、泽泻健脾利湿，以泻肾浊；牡丹皮、益母草活血化瘀，畅通水津；金樱子益肾涩精；龟甲滋阴壮阳；葛根升发脾胃清阳之气而止渴；甘草、大枣补中益气，甘草兼能调和诸药。诸药配合，具有滋阴温阳、补肾摄精之功效，能降低血糖，改善糖尿病患者的自觉症状，适宜于阴阳两虚、肾失固摄型糖尿病患者。

13 中医怎样辨证治疗糖尿病患者双足发凉、疼痛?

咨询: 我患糖尿病已多年，一直服药治疗，但血糖常有波动，1 年前开始出现双足发凉，时有疼痛，并逐渐加重，吃了很多西药，效果都不太好，听说采用中医辨证治疗的方法服用中药疗效较好，我想请您介绍一下中医怎样辨证治疗糖尿病患者双足发凉、疼痛?

解答: 糖尿病患者出现双足发凉、疼痛者相当常见，严重者还可出现肤色发黑、发暗，甚至溃烂等，这就是通常所说的糖尿病足，此类病症当属中医“脱疽”的范畴。中医治疗这类疾病较西医有较大的优势，可采取内服中药的方法，也可用外治的方法，还可选取内服外用相结合以及静脉滴注中药针剂的方法，其中内服外用相结合的方法疗效较好，您说的采用中医辨证治疗的方法服用中药只是诸多治疗方法中的一种。

在外用药方面，可用中药膏剂外敷，也可采取足浴疗法。足浴疗法简单易行，自己在家中就可进行。例如，中药选取桂枝、生附片各 50 克，紫丹参、忍冬藤、生黄芪各 100 克，乳香、没药各 24 克。此方具有温阳益气、活血通络、化瘀止痛之功效，对糖尿病患者出现双足发凉、疼痛有较好疗效。将上药放入砂锅中，加入适量清水，用武火煮沸后，改用文火再煎 20 分钟左右，去渣取汁，然后把药汁倒入木桶中，待温度降至

50℃左右时，将患足放入药液中浸泡洗浴，药液可浸至膝部，如药液温度过低可适当再加温。通常每次浸泡洗浴30分钟左右，每日浸泡洗浴1次，每剂中药可用5次，以后每次浸泡洗浴仍将原药的药渣一同放入锅内煮沸，一般连续浸泡洗浴半个月为1个疗程，必要时可再继续治疗1~3个疗程。

在辨证内服中药方面，中医通常将糖尿病患者双足发凉、疼痛分为瘀血阻络型、湿热下注型以及阴寒血凝型三种基本证型进行辨证治疗，下面逐一进行介绍。

（1）瘀血阻络型

主证：肢体发凉，麻木疼痛，痛有定处，患肢皮肤有瘀斑，或呈紫红色，步态跛行，舌有瘀点或舌质紫暗，脉沉细而涩。

治则：化瘀通络，行气止痛。

方药：活血化瘀通脉汤加减。当归10克，丹参20克，赤芍10克，鸡血藤30克，川芎10克，川牛膝10克，柏子仁20克，远志10克，枳壳10克，生黄芪20克，地龙9克，炙甘草6克。

用法：每日1剂，水煎取汁，分早、晚2次温服。对于瘀血阻络型患者，在内服药物治疗的同时结合局部外用药物，有助于提高临床疗效。

（2）湿热下注型

主证：患肢坏疽感染，局部红、肿、热、痛，脓液恶臭，疼痛昼轻夜重，口渴喜冷饮，舌质暗红，苔黄腻，脉弦数。

治则：清热利湿，活血止痛。

方药：四妙勇安汤加味。金银花20克，玄参20克，当归10克，赤芍15克，牛膝10克，黄柏10克，黄芩10克，山栀子12克，连翘15克，苍术10克，防己10克，牡丹皮10克，甘草6克。

用法：每日1剂，水煎取汁，分早、晚2次温服。对于湿热下注型患者，中药内服只是其综合治疗的一个方面，应当重视局部外用药物治疗。

（3）阴寒血凝型

主证：形寒肢冷，患肢遇冷痛甚，夜间痛剧，局部漫肿，触之微热，舌质淡体胖，苔薄白，脉沉细。

治则：温阳散寒，活血通脉。

方药：阳和汤加味。熟地黄20克，鹿角胶15克，姜炭15克，白芥子10克，桂枝6克，当归10克，麻黄6克，赤芍10克，丹参15克，怀牛膝10克，甘草6克。

用法：每日1剂，水煎取汁，分早、晚2次温服。对于阴寒血凝型患者，也应重视局部外用药物治疗。

14 中医怎样辨证治疗糖尿病并发前列腺炎？

咨询：我今年60岁，患糖尿病已8年，去年又患上了前列腺炎，每次小便总有不舒适的感觉，曾服了不少中西成药，自觉症状一直没见好转，前天到医院就诊，医生说中医辨证治疗疗效较好，建议我用中药汤剂，我想知道中医怎样辨证治疗糖尿病并发前列腺炎？

解答：前列腺炎是中老年男性的一种常见多发病，男性糖尿病患者并发前列腺炎者并不少见。糖尿病并发前列腺炎，病期有早晚，程度有轻重，中医辨证治疗效果较好。

中医学认为，糖尿病并发前列腺炎以虚实夹杂者多见，且以肾虚为主，脾虚为辅，或兼湿热，或兼瘀血。根据糖尿病并发前列腺炎的发病机制和临床表现的不同，中医通常将其分为湿热型和瘀血型两种基本证型，在此基础上灵活变通，进行辨证治疗。

（1）湿热型

主证：前列腺增大，有明显触痛，前列腺液中充满脓细胞，尿频、尿急，尿道灼热刺痛，尿黄，尿血，会阴部坠胀疼痛，大便秘结，口苦而黏，舌质红，苔黄腻，脉弦滑。

治则：清热利湿。

方药：淋浊康复饮加减。金银花 15 克，连翘 15 克，蒲公英 15 克，黄芩 10 克，石韦 10 克，白花蛇舌草 15 克，木通 6 克，冬葵子 10 克，白茅根 10 克，土茯苓 15 克，瞿麦 10 克，萹蓄 10 克，栀子 10 克，甘草 6 克。

用法：每日 1 剂，水煎取汁，分早、晚 2 次温服。

（2）瘀血型

主证：病程较长，或会阴部刺激明显，痛引睾丸、阴茎、少腹或腰部，小便滴沥涩痛，或肉眼可见血精，直肠指检前列腺质地较硬或有结节，前列腺液中有脓细胞，舌有瘀斑，脉涩。

治则：清热利湿，活血化瘀。

方药：清热活血散瘀汤加减。连翘 15 克，金银花 15 克，黄芩 10 克，当归 10 克，赤芍 10 克，桃仁 12 克，川芎 15 克，牡丹皮 10 克，槟榔 6 克，枳壳 10 克，瓜蒌 20 克，大黄（后下）6 克，甘草 6 克。

用法：每日 1 剂，水煎取汁，分早、晚 2 次温服。

15 中医怎样辨证治疗糖尿病神经病变导致的“汗证”？

咨询：我今年 54 岁，患糖尿病多年，2 年前开始出现糖尿病神经病变，出汗异常，一开始吃饭或一激动头部及上身就大汗淋漓，经常湿透衣服，吃了很多西药也未见好转，我准备服中药汤剂试一试，请问中医怎样辨证治疗糖尿病神经病变导致的“汗证”？

解答：糖尿病神经病变导致的汗液分泌功能紊乱属中医“汗证”“半身汗”“颈汗”等范畴。此类“汗证”以虚者为多，自汗多属气虚不固，盗汗多属阴虚内热，病程久者或病变重者则会出现阴阳虚实错杂的情况。自汗久之则伤阴液，盗汗久之则易亡阳，故还可见到气阴两虚或阴阳两虚所致之汗液外泄失常的病证。

“汗证”见于糖尿病患者发病的过程中，中医治疗宜以辨证论治为基本准则。中医辨证治疗糖尿病神经病变导致的“汗证”，通常将其分为肺气虚弱、卫表不固型，阴阳失调、营卫不和型，以及心阴不足、迫津外泄型 3 种基本证型，在此基础上灵活变通。

（1）肺气虚弱、卫表不固型

主证：上半身时有汗出，汗出甚多，少气懒言，体倦乏力，面色少华，易感冒，舌质淡红，苔薄白，脉细弱。

治则：益气固表止汗。

方药：玉屏风散加味。黄芪 20 克，白术 10 克，防风 10 克，浮小麦 30 克，糯稻根 30 克，牡蛎 20 克，太子参 15 克，茯苓 15 克，生甘草 6 克。

用法：每日 1 剂，水煎取汁，分早、晚 2 次温服。

（2）阴阳失调、营卫不和型

主证：上半身出汗，尤以头部、颈部出汗为多，进食或劳累时大汗出，阵感畏热汗出，下肢畏寒欠温，下半身少汗或无汗，舌质嫩红少苔，脉缓。

治则：调阴阳，和营卫。

方药：桂枝汤加味。桂枝 10 克，白芍 15 克，生姜 3 克，大枣 5 枚，生黄芪 20 克，五味子 10 克，浮小麦 30 克，龙骨 15 克，牡蛎 15 克，炙甘草 6 克。

用法：每日 1 剂，水煎取汁，分早、晚 2 次温服。

（3）心阴不足、迫津外泄型

主证：夜寐盗汗或自汗出，五心烦热或午后潮热，心悸失眠，口干咽燥，舌质红少苔，脉细数。

治则：滋阴降火，固表止汗。

方药：当归六黄汤加减。当归 15 克，生地黄 20 克，熟地黄 20 克，黄连 10 克，黄芩 10 克，黄柏 10 克，黄芪 20 克，浮小麦 30 克，糯稻根 30 克，牡蛎 10 克，知母 10 克，甘草 6 克。

用法：每日 1 剂，水煎取汁，分早、晚 2 次温服。

16 如何选用单方验方治疗糖尿病？

咨询：我患糖尿病已多年，一直服用西药降糖药治疗，我知道中医治疗糖尿病方法多、不良反应少，听说单方验方治疗糖尿病也有较好的疗效，我想与西药结合起来服用，以获得更好的效果，但不知如何选用单方验方，请您告诉我如何选用单方验方治疗糖尿病？

解答：确实像您说的那样，中医治疗糖尿病有众多的方法且疗效肯定、不良反应少，单方验方治疗只是诸多治疗方法中的一种。

单方是指药味不多，取材便利，对某些病证具有独特疗效的方剂。单方治病在民间源远流长，享有盛誉，“单方治大病”之说几乎有口皆碑、深入人心。在长期的实践中，人们总结了许多行之有效的治疗糖尿病的单方，采用单方调治糖尿病，方法简单易行、经济实惠，深受广大患者的欢迎。

验方是经验效方的简称。千方易得，一效难求，古今多少名医，毕其一生精力，在探求治疗疾病的过程中，反复尝试、反复验证，创造了一个个效验良方，此即验方。验方是医学同道在继承总结前人经验的基础上，融汇新知，不断创新，总结出的行之有效的经验新方。不断发掘整理名医专家治疗糖尿病的经验效方，对于指导临床实践，提高治疗糖尿病的临床疗效，无疑有举足轻重的作用。

单方验方治疗调养糖尿病虽有较好的疗效，但也只是中医调治糖尿病诸多方法中的一种，况且直至目前还没有彻底治愈糖尿病的药物和方法，因此糖尿病的防治要采取综合性的措施。血糖的稳定是建立在饮食、运动、药物、情绪等因素相互平衡的基础上，只有通过合理的治疗和调养，才能控制其病情，防止和减少并发症的发生。

用于治疗调养糖尿病的单方验方较多，它们各有其适用范围，由于糖尿病患者病情较为复杂，患者个体差异和病情轻重不一，加之部分方剂中含有毒性药物，因此在应用单方验方时，一定要在专业医师的指导下进行，做到根据病情辨病辨证选方用方，依单方验方的功效和适应证仔细分析、灵活运用，并注意随病情的变化及时调整用药，切忌生搬硬套。

17 治疗糖尿病常用的单方有哪些?

咨询：我今年57岁，患糖尿病已8年，坚持服用降糖西药治疗，血糖控制较为满意，可不知什么原因，最近一段时间口渴多饮的症状又加重了，复查血糖并没有升高，有位“糖友”说可用单方调治，我想请您介绍一下治疗糖尿病常用的单方有哪些?

解答：人们常说“单方治大病”，单方应用得当确实能有效缓解糖尿病患者的自觉症状。在长期的实践中，人们总结了众多行之有效的治疗糖尿病的单方，下面选取10个常用单方，从处方、用法、主治3方面予以介绍，供您参考。

处方一

处方：栝楼根适量。

用法：将栝楼根洗净晒干，研为细末，每次3克，每日3次，温开水送服。

主治：糖尿病口渴明显者。

处方二

处方：五灵脂、黑豆各等份，冬瓜适量。

用法：将五灵脂、黑豆研为细末，每次6克，每日2次，用冬瓜煎汤调服。

主治：糖尿病。

处方三

处方：寒水石、甘草、葛根各等份，麦冬适量。

用法：将寒水石、甘草、葛根研为细末，每次6克，每日2次，用麦冬煎浓汤送服。

主治：阳明热甚型糖尿病。

处方四

处方：山药25克，黄连10克。

用法：每日1剂，水煎取汁，分早、晚2次服。

主治：糖尿病出现口渴、尿多、善饥者。

处方五

处方：生地黄、黄芪各30克，山药90克。

用法：每日1剂，水煎取汁，分早、晚2次服。

主治：气阴两虚型糖尿病。

处方六

处方：熟地黄 30 克，山茱萸 18 克，麦冬 15 克，玄参 12 克。

用法：每日 1 剂，水煎取汁，分早、晚 2 次服。

主治：肾阴亏虚型糖尿病。

处方七

处方：黄芪 60 克，炙甘草 20 克。

用法：每日 1 剂，水煎取汁，分早、晚 2 次服。

主治：以气虚为主的糖尿病。

处方八

处方：麦冬、黄连、干冬瓜各 30 克。

用法：每日 1 剂，水煎取汁，分早、晚 2 次服。

主治：阴虚有热型糖尿病。

处方九

处方：赤小豆 30 克，山药 40 克。

用法：每日 1 剂，水煎取汁，分早、晚 2 次服。

主治：糖尿病。

处方十

处方：天花粉 12 克，西瓜皮、冬瓜皮各 15 克。

用法：每日 1 剂，水煎取汁，分早、晚 2 次服。

主治：糖尿病口渴多饮者。

18 治疗糖尿病合并便秘常用的验方有哪些？

咨询：我患糖尿病已5年，一直坚持服降糖药治疗，血糖控制比较满意，但近半年来出现了便秘，需要借助酚酞片、开塞露保持大便顺畅，听说有些中药验方治疗糖尿病合并便秘效果不错，我想了解一下，请问**治疗糖尿病合并便秘常用的验方有哪些？**

解答：糖尿病合并便秘者在临床中太常见了，大便干结难解让人痛苦，长期使用酚酞片、开塞露等西药又容易引发不良反应，相比之下，有些中药验方治疗糖尿病合并便秘不仅没有明显的不良反应，而且效果还不错。下面给您介绍几个治疗糖尿病合并便秘常用的验方，供您参考。

处方一

处方：火麻仁、柏子仁各9克。

用法：将火麻仁、柏子仁均微炒研细，以绢包裹，水煎20分钟，过滤取汁，1次顿服，每日1剂。

主治：糖尿病伴发热结肠燥便秘。

处方二

处方：炙黄芪15克，火麻仁、苏子各10克。

用法：将上药一同放入砂锅中，水煎取汁，两次药液混合后，分早、晚 2 次服。

主治：糖尿病伴发气虚便秘。

处方三

处方：当归、肉苁蓉各 20 克。

用法：每日 1 剂，水煎取汁，分早、晚 2 次服。

主治：糖尿病伴发血虚便秘、老年人习惯性便秘。

处方四

处方：黄芪、枳实、威灵仙各等份。

用法：将上药共研为细末，水泛为丸，如梧桐子大，每次 2 克，用姜汤送服。

主治：糖尿病伴发津枯肠燥便秘。

处方五

处方：玄参、麦冬各 50 克，生地黄 50~100 克。

用法：每日 1 剂，水煎服，连服 3 日为 1 个疗程。

主治：糖尿病伴发阴虚肠燥便秘。

处方六

处方：党参、炒枳壳、火麻仁各等份。

用法：将上药共研为细末，水泛为丸，每次 20 克，每日 2 次，用米汤送服。

主治：糖尿病伴发气虚便秘。

19 治疗脾失健运、津不上承型糖尿病常用的验方有哪些?

咨询: 我患有糖尿病，一直服用降糖药，血糖控制得还不错，可总感觉身困乏力、口干口渴、吃饭没味，中医医生说我这种情况属于脾失健运、津不上承型糖尿病，建议配合服用中药，我想用验方治疗，请问**治疗脾失健运、津不上承型糖尿病常用的验方有哪些?**

解答: 用于治疗糖尿病的验方有很多，如果恰当应用确实可取得满意的疗效。但需要注意的是，每个验方都有其适用范围，选用验方一定要由专业医师指导，切不可自作主张、生搬硬套地选用，以免引发不良事件。下面给您介绍几则适宜于治疗脾失健运、津不上承型糖尿病的验方，您可咨询一下当地的医生，看是否可以选用。

(1)降糖饮

药物组成：黄芪、山药、薏苡仁、丹参各 30 克，党参、白术各 15 克，茯苓、泽泻、萆薢各 12 克，陈皮 6 克。

应用方法：每日 1 剂，水煎取汁，分早、晚 2 次服。同时给予糖尿病常规教育，控制饮食，适当运动。

功能主治：健脾益气，化湿泄浊。主治脾失健运、津不上承型糖尿病。

（2）化痰逐瘀方

药物组成：黄芪 24 克，山药、白术各 20 克，杏仁、木香各 12 克，水蛭 5 克，桃仁、鬼箭羽各 15 克。兼有气阴两虚者，酌加太子参、黄精各 20 克；兼有阴虚燥热者，酌加龟甲、天花粉各 15 克，玄参 20 克，炮甲珠 6 克；兼有湿热内盛者，酌加黄连 9 克、黄柏 12 克、赤小豆 15 克。

应用方法：每日 1 剂，水煎取汁，分早、晚 2 次服，1 个月为 1 个疗程，同时配合饮食、运动等基础疗法。

功能主治：化痰逐瘀，健脾益气，养阴润燥。主治肥胖型 2 型糖尿病中医辨证属脾失健运、津不上承型者。

（3）健脾固肾汤

药物组成：黄芪 40 克，怀山药 30 克，生地黄、熟地黄各 20 克，天花粉 25 克，党参、枸杞子、白术、茯苓、丹参各 15 克，桂枝 10 克，鬼见羽 30 克。胸胁胀满者，加柴胡 15 克、川楝子 12 克；肺热伤阴者，加生石膏 30 克、麦冬 15 克；夜尿频数者，加五味子、桑螵蛸各 15 克；皮肤瘙痒者，加苦参 20 克、川椒 10 克；大便秘结者，加火麻仁 15 克、大黄 10 克；口苦甚者，加石莲子 15 克；胃中嘈杂者，加鸡内金 10 克，焦山楂、焦麦芽、焦神曲各 15 克；失眠心悸健忘者，加远志、炒枣仁各 15 克，龙骨 20 克；视力障碍者，加草决明 15 克、菊花 10 克；高血压者，加夏枯草 15 克、钩藤 20 克；冠心病者，加瓜蒌 30 克、三七粉（冲服）3 克。

应用方法：每日 1 剂，水煎取汁，分 3 次服，1 个月为 1 个疗程。同时嘱患者节饮食，远肥甘，禁房事，忌恼怒，勿劳累，戒烟酒，绝辛辣，畅情志，药养结合。

功能主治：清热养阴，健脾固肾，利湿化浊。主治脾失健运、津不上承型糖尿病。

（4）降糖滋阴活血汤

药物组成：黄芪、丹参各30克，人参6克，生山药15克，玄参、葛根各20克，生地黄24克，川芎10克。

应用方法：每日1剂，水煎取汁，分早、晚2次温服，2个月为1个疗程。

功能主治：益气健脾，滋阴活血，降低血糖。主治2型糖尿病中医辨证属脾失健运、津不上承型者。

（5）七味白术散加减方

药物组成：黄芪、山药各24克，党参、莲子、丹参、白扁豆、茯苓、葛根各15克，薏苡仁18克，藿香、白术、半夏、陈皮各12克，甘草6克，大枣6枚。

应用方法：每日1剂，水煎取汁，分早、晚2次服。

功能主治：健脾化湿，升发脾阳。主治脾失健运、津不上承型糖尿病。

20 治疗肺胃燥热、阴津亏虚型糖尿病常用的验方有哪些？

咨询：我是一名乡村医生，经常遇到糖尿病患者询问如何用中药调理糖尿病，在我遇到的糖尿病患者中，中医辨证属于肺胃燥热、阴津亏虚型者比较多见，我知道有很多验方能治疗糖尿病，麻烦您给我介绍一下**治疗肺胃燥热、阴津亏虚型糖尿病常用的验方有哪些？**

解答：在糖尿病患者中，中医辨证属于肺胃燥热、阴津亏虚型者确实比较多见。用于治疗糖尿病的验方有很多，就治疗肺胃燥热、阴津亏虚型糖尿病来讲，可选用以下验方。

（1）金津玉液汤

药物组成：黄连6克，山药、麦冬、生地黄、五味子各10克，玄参、苍术、茯苓、党参各15克，葛根、石膏各20克，牡蛎、黄芪各30克。血糖持续不降者，重用石膏30克，加知母20克；尿糖不降者，重用生地黄40克，加天花粉、乌梅各30克；善饥多食者，重用生地黄40克，加熟地黄40克；尿酮体呈强阳性者，重用黄连10克，加黄芩12克。

应用方法：每日1剂，水煎服，8周为1个疗程。

功能主治：清热润燥，养阴生津。主治2型糖尿病中医辨证属肺胃燥热、阴津亏虚型者。

（2）滋阴清热降糖方

药物组成：黄芪20克，太子参、麦冬、天花粉、葛根各15克，生地黄、生石膏、山药各30克，知母、山茱萸各12克，赤芍10克，五味子5克。

应用方法：每日1剂，水煎取汁，分早、晚2次温服。

功能主治：滋阴清热益气，降低血糖。主治2型糖尿病中医辨证属肺胃燥热、阴津亏虚型者。

（3）二地二冬养阴汤

药物组成：生地黄、熟地黄各24克，天门冬10克，麦门冬15克，天花粉、粉葛根、北沙参各30克，黄精20克。

应用方法：每日1剂，水煎两次，共取汁400毫升，分早、晚2次服。15日为1个疗程。

功能主治：养阴清热，滋阴润燥。主治2型糖尿病中医辨证属肺胃燥热、阴津亏虚型者。

（4）白虎加人参汤加减方

药物组成：石膏、山药、薏苡仁各24克，太子参、黄精各18克，生地黄、麦冬、玄参、沙参各15克，栝楼仁、知母、地骨皮、赤芍各12克，牡丹皮10克，黄连、甘草各6克，大枣6枚。

应用方法：每日1剂，水煎取汁，分早、晚2次服。

功能主治：清胃泻火，养阴生津。主治肺胃燥热、阴津亏虚型糖尿病。

（5）加减三黄二地二参汤

药物组成：生黄芪40克，天花粉、生葛根各30克，黄精、熟地黄各15克，川黄连6克，生地黄、丹参、太子参、乌梅肉各20克，玉米须10克。消谷善饥、燥热口干甚者，加黄柏5克、石膏（布包先煎）20克、石斛15克；小便清长、畏寒神疲甚者，加金樱子、桑螵蛸、巴戟天、山萸肉各15克；合并冠心病者，加生牡蛎30克，川芎、瓜蒌各15克，赤芍20克；合并视网膜病变者，加菟丝子15克，青葙子、菊花、谷精草各12克；并发周围神经病变者，加白僵蚕10克，桑枝、鸡血藤各15克，威灵仙20克。

应用方法：每日1剂，水煎取汁，分2次服，10天为1个疗程，同时按糖尿病饮食进行调摄。

功能主治：益气滋阴润燥，凉血泄热补虚。主治2型糖尿病中医辨证属肺胃燥热、阴津亏虚型者。

21 治疗气阴两虚、湿瘀内留型糖尿病常用的验方有哪些?

咨询: 我患有糖尿病,一直服用降糖药,血糖控制得还不错,但口干口渴、身困乏力的情况始终没有改善,找中医医生咨询就诊,说我这种情况属于气阴两虚、湿瘀内留型,听说有些验方效果不错,我想知道**治疗气阴两虚、湿瘀内留型糖尿病常用的验方有哪些?**

解答: 中医治疗疾病强调辨证论治,在改善口干口渴、身困乏力等诸多自觉症状方面有明显优势。用于治疗糖尿病的验方有很多,它们各有其适用范围,治疗气阴两虚、湿瘀内留型糖尿病可选用二黄二参汤、加味玉液汤以及芪参滋阴汤等。

(1)二黄二参汤

药物组成:黄芪、山药各 24 克,黄精、太子参各 18 克,丹参、茯苓、赤芍、生地黄各 15 克,知母、陈皮、葛根各 12 克,半夏、佩兰各 10 克,甘草 6 克。

应用方法:每日 1 剂,水煎取汁,分早、晚 2 次服。

功能主治:益气养阴,祛湿化瘀。主治气阴两虚、湿瘀内留型糖尿病。

(2)加味玉液汤

药物组成:黄芪、怀山药、葛根、天花粉各 15~30 克,玄参 10~20 克,苍术、五味子各 6~9 克,知母 8~12 克,鸡内金

6克。气虚甚者，加白术、黄精；口渴明显者，加沙参、石斛；烦渴多饮、热象重者，加石膏；便秘者，重用玄参；小便清长而多者，加金樱子、益智仁。

应用方法：每日1剂，水煎服，1个月为1个疗程。

功能主治：益气养阴，生津止渴，化瘀祛湿。主治气阴两虚、湿瘀内留型2型糖尿病。

（3）芪参滋阴汤

药物组成：黄芪25克，西洋参6克，怀山药、麦冬各10克，玄参、葛根、生地黄各15克，丹参、党参、赤芍各20克。

应用方法：每日1剂，水煎取汁，分2次服，90天为1个疗程。治疗期间严格控制饮食，进行合理运动，并停用其他对血糖有影响的药物。

功能主治：滋阴清热，益气生津，敛气固精，健脾祛湿，化瘀祛浊。主治气阴两虚、湿瘀内留型糖尿病。

（4）养阴消降饮

药物组成：生地黄、山茱萸、怀山药、玄参、黄精、枸杞子、黄芪、丹参各15克，葛根、天花粉各20克，知母、田七各10克。血瘀明显者，加赤芍、桃仁各10克；口苦、口渴引饮者，加栀子10克、生石膏30克；四肢麻木、疼痛者，加桑枝、地龙各10克，蜈蚣（去头足）2条；大便秘结者，加郁李仁、肉苁蓉各10克；视物模糊者，加谷精草10克、杭菊花15克。

应用方法：每日1剂，水煎取汁，分早、晚2次服。

功能主治：滋养肝肾，生津养阴，活血通络。主治气阴两虚、湿瘀内留型2型糖尿病。

（5）化瘀消渴饮

药物组成：当归、丹参、生地黄、天花粉、麦冬、牡丹皮、石斛各20克，桃仁、川芎、赤芍、枳壳、牛膝、全蝎各15克。阴虚内热者，加知母、黄柏；胃热津伤者，加沙参、玉竹；气滞明显者，加陈皮、降香。

应用方法：每日1剂，水煎取汁，分早、晚2次服，20天为1个疗程。

功能主治：活血化瘀，养阴清热。主治气阴两虚、湿瘀内留型2型糖尿病。

22 治疗阴阳两虚、肾失固摄型糖尿病常用的验方有哪些？

咨询：我患糖尿病已3年，一直服用降糖西药治疗。最近听说中西医结合治疗糖尿病效果较好，所以昨天我去看了中医，医生询问了病情，察看了舌象，切了脉，说是阴阳两虚、肾失固摄型糖尿病，我想了解一下治疗阴阳两虚、肾失固摄型糖尿病常用的验方有哪些？

解答：采取中西医结合的方法，在服用西药降糖药的同时配合中医辨证应用中药，其治疗糖尿病的效果要明显优于单独使用西药或中药。在长期的临床实践中，人们总结了众多治疗糖尿病的验方，就治疗阴阳两虚、肾失固摄型糖尿病来说，可选用益气养阴汤、参芪地黄汤、补肾降糖汤等。

（1）益气养阴汤

药物组成：玄参、麦冬、五味子、苍术、何首乌、三七各10克，生地黄、党参、黄芪、山药、山茱萸、玉竹、丹参各15克，枸杞子20克。尿频者，加益智仁20克；视物模糊者，加菊花10克；下肢水肿者，加茯苓、泽泻各15克；五心烦热、自汗盗汗者，加知母10克。

应用方法：每日1剂，水煎取汁，分早、晚2次服。

功能主治：健脾补肾，益气养阴，降低血糖。主治阴阳两虚、肾失固摄型糖尿病。

（2）参芪地黄汤

药物组成：黄芪、天花粉、葛根、黄精各30克，党参、生地黄各20克，山药、牡丹皮、麦冬、知母各15克，山萸肉、五味子各10克。

应用方法：每日1剂，水煎取汁，分早、晚2次饭前服，15日为1个疗程，用药3个疗程后观察疗效。

功能主治：补肝肾，益气阴，降血糖。主治阴阳两虚、肾失固摄型2型糖尿病。

（3）补肾降糖汤

药物组成：生地黄、黄芪、玉竹各20克，山茱萸、怀山药、菝葜、葛根各15克，菟丝子、牡丹皮、泽泻、茯苓、天花粉、麦冬、玄参、苍术各10克。口渴甚者，加石膏、知母；饥饿甚者，加黄连；神疲乏力甚者，加党参。

应用方法：每日1剂，水煎取汁，分2次温服，30天为1个疗程，观察2个疗程。

功能主治：滋阴润燥，健脾补肾，降低血糖。主治阴阳两虚、肾失固摄型2型糖尿病。

（4）补脾益肾活血方

药物组成：山药60克，太子参、地骨皮、白僵蚕、荔枝核各30克，生地黄、何首乌、山萸肉、天花粉、苍术、丹参、赤芍各20克，黄连12克，甘草6克。气短乏力者，加黄芪30克；易饥者，加黄精30克，口干、口渴甚者，加石斛20克、葛根15克；阴虚燥热者，加玄参30克、知母15克；视物昏花者，加菊花15克；纳差者，加焦山楂30克或鸡内金20克。

应用方法：每日1剂，水煎两次，共取汁约400毫升，分2次温服，3个月为1个疗程。

功能主治：益气健脾，滋阴补肾，活血化瘀，降糖止渴。主治阴阳两虚、肾失固摄型2型糖尿病。

（5）金匮肾气丸加减方

药物组成：黄芪、山药各24克，龟甲、益母草、黄精各15克，熟地黄、山萸肉、茯苓、泽泻、菟丝子、葛根、金樱子各12克，牡丹皮10克，肉桂9克，甘草6克，大枣6枚。

应用方法：每日1剂，水煎取汁，分早、晚2次服。

功能主治：滋阴温阳，补肾摄精。主治阴阳两虚、肾失固摄型糖尿病。

23 治疗糖尿病为什么要谨慎合理地使用中草药？

咨询：我今年51岁，1周前查出患有糖尿病，医生交代先不用药，但必须控制饮食、坚持运动，并定期复查血糖等，听说中药无明显副作用，我想调理一段时间，可医生告诫我使用中草药也应注意谨慎合理，我想知道治疗糖尿病为什么要谨慎合理地使用中草药？

解答：首先您应当明白，尽管治疗糖尿病的药物有很多种，其方法也多种多样，但时至今日还没有彻底治愈糖尿病的药物和方法。不过通过合理的治疗调养是完全可以控制糖尿病病情，防止和减少并发症发生的。防治糖尿病的综合措施可归纳为健康教育和心理疗法、饮食疗法、运动疗法、药物疗法以及病情监测5个方面，不要以为治疗糖尿病就是服用降糖药，血糖的稳定是建立在饮食、运动、药物、情绪等因素相互平衡的基础上的，糖尿病的防治宜采取综合性的措施，才能取得较为满意的疗效。

您的情况是糖尿病前期，凡是处于糖尿病前期阶段的人都是糖尿病的“后备军”。糖尿病前期者就如处在分岔口上，如果放任自流就有可能发展成糖尿病，如果在这个时期进行有效干预，则可推迟或阻止糖尿病的发生。目前，糖尿病前期的干预以生活方式干预为主，即控制饮食、增加运动、减轻体重等，当然采用中草药进行调治也有很好的效果，其前提是必须注意选择合适的药物、有明确的应用目的，同时还应做到组方精炼、剂量科学。

现今，越来越多的中草药被用于治疗糖尿病，治疗糖尿病的验方以及新的中成药更是层出不穷，有相当一部分糖尿病患者认为中药无副作用，应用中药治疗糖尿病即使无效也无坏处，因而今天用这个验方，明天又换那个新药，其实中草药同样有副作用，治疗糖尿病也应注意谨慎合理地使用中草药。

（1）中草药有不同程度的副作用："是药三分毒"，有相当一部分中草药有不同程度的副作用，尤其长期服用时，其副作用更加明显。如中药蚤休、皂角含有皂苷和酚类，长期服用可引起恶心呕吐、头痛、食欲下降、便溏腹胀等症状，并可引发肝细胞坏死；郁金、姜黄所含樟脑能引发中枢兴奋、烦躁不安、头痛头昏；桃仁可致神经系统严重损害；川楝子所含毒素可抑制呼吸，引发内脏出血等。此外，即使药性比较平和、没有发现其有明显副作用的中草药，长期服用也可能出现偏热偏凉、滋腻碍胃等问题，其安全性也大打折扣。因此，使用中草药治疗糖尿病，必须谨慎选择、合理运用，做到选药恰当、剂量合适、疗程适当。

（2）有些不良商家夸大中草药疗效的情况时有发生：采用中草药治疗糖尿病，以其确实能降低和稳定血糖，改善糖尿病患者多饮、多食、多尿、神疲乏力、头晕心悸、肢体关节疼痛等自觉症状，防止其发生并发症，无明显副作用，具有简、便、廉的特点，而深受广大糖尿病患者的欢迎。但需要指出的是，有不少不良商家打着用中草药治疗糖尿病的幌子，把中草药治疗糖尿病当成赚钱、骗钱的重要手段，骗取中老年糖尿病患者钱财的情况时有发生。因此，广大糖尿病患者必须保持清醒的头脑，多问几个为什么，谨慎使用中草药，千万不可轻信治疗糖尿病的小广告。

（3）中药同样面临药贵而疗效不可靠的问题：中草药曾以简、便、廉著称，享有较高的声誉，但现今许多中药价格较高，含有冬虫夏草、人参、砂仁等名贵中药材的中药汤剂更是价格不菲，所以使用中草药同样面临药贵的问题。另外，中草药治疗糖尿病还存在疗效不可靠的问题。中草药并不像人们想象的那样，一用就能降低和稳定血糖，治愈糖尿病。因此，应用中草药治疗糖尿病要三思而行，要视患者的具体情况谨慎合理地使用。

24 如何正确煎煮中药汤剂？

咨询：我患糖尿病已 8 年，一直服用降糖药，3 年前并发冠心病，2 个月前又查出患有肾病，现在体质很虚弱，准备用中药调理一段时间，听说煎煮中药很有讲究，如果煎煮方法不当，即使再好的中药也难以取得满意的疗效，请您告诉我如何正确煎煮中药汤剂？

解答：汤药是临床最常采用的中药剂型，正像您说的那样，煎煮汤药的方法直接影响药物的疗效。为了保证临床用药能获得预期的疗效，煎煮中药汤剂必须采用正确的方法。

（1）煎药器具的选择：煎煮中药最好选择砂锅、砂罐，因其不易与药物成分发生化学反应，并且导热均匀，传热较慢，保暖性能好，可慢慢提高温度，使药内有效成分充分释放到汤液中来。其次也可选用搪瓷制品。煎煮中药忌用铁、铜、铝等金属器具。

（2）煎药用水的选择：煎药用水必须无异味、洁净、澄清，含无机盐且杂质少，以免影响口味、引起中药成分的损失或变化。

（3）煎煮时加水多少：煎药用水量应根据药物的性质、病人的年龄及用途而定。加水量应为饮片吸水量、煎煮过程中蒸发量以及煎煮后所需药液量的总和。一般用水量以将饮片适当加压后，水面没过饮片约 2 厘米为宜。质地坚硬、黏稠或需要久煎的药物，加水量可比一般药物略多；质地疏松或有效成分容易挥发、煎煮时间较短的药物，则水面没过药物即可。

（4）煎煮前如何浸泡：中药饮片煎前浸泡，既有利于有效成分的充分溶出，又可缩短煎煮时间。多数药物宜用冷水浸泡，一般药物可浸泡 20~30 分钟，以果实、种子为主的药可浸泡 1 小时左右。夏季气温较高时，浸泡的时间不宜过长，以免腐败变质。

（5）煎煮的火候和时间：煎煮中药的火候和时间应根据药物的性质和用途而定。煎一般药宜先武火后文火，即未沸前用大火，沸后用小火保持微沸状态。解表药及其他芳香性药物，一般用武火迅速煮沸，之后改用文火维持 10~15 分钟即可。有效成分不易煎出的矿物类、骨角类、贝壳类、甲壳类药及补益药，一般宜文火久煎，通常是沸后再煎 20~30 分钟，以使有效成分充分溶出。第二煎则通常较第一煎缩短 5~10 分钟。

（6）如何榨渣取汁：汤剂煎成后应榨渣取汁，因为一般药物加水煎煮后都会吸附一定的药液，同时已经溶入药液的有效成分可能被药渣再吸附。如药渣不经压榨取汁就抛弃，会造成有效成分的损失。

（7）煎煮的次数：煎药时药物有效成分首先会溶解进入药材组织的水溶液中，然后再扩散到药材外部的水溶液中，待药材内外溶液的浓度达到平衡时，因渗透压平衡，有效成分就不再溶出了，这时只有将药液滤出，重新加水煎煮，有效成分才能继续溶出。为了充分利用药材，避免浪费，使药物有效成分充分溶出，每剂中药不可煎 1 次就弃掉，最好是煎 2~3 次。

（8）煎煮方法：一般药物可以同时入煎，但部分药物因其性质、性能及临床用途的不同，所需煎煮的时间不同，所以煎煮中药汤剂还应讲究方法，以保证药物应有的疗效。常用的煎煮方法有先煎、后下、包煎、另煎、烊化及冲服等。

先煎：凡质地坚硬、水中溶解度小的药物，如矿物类的磁石、寒水石，贝壳类的牡蛎、石决明等，应先入煎一段时间，再纳入其他药物同煎；川乌、附子等药，因久煎可以降低其毒性，所以也应先煎，以确保用药安全。

后下：凡因其有效成分煎煮时容易挥发、扩散或破坏而不耐煎煮者，如发汗药薄荷、荆芥，芳香健脾药白豆蔻、茴香，以及大黄、番泻叶等宜后下，待他药煎煮将成时投入，煎沸几分钟即可。大黄、番泻叶等药有时甚至可以直接用开水冲泡服用。

包煎：凡药材质地过轻，煎煮时易飘浮在药液面上，或成糊状，不便于煎煮及服用者，如蒲黄、海金沙等，应用布包好入煎。药材较细且含淀粉、黏液质较多的药，如车前子、葶苈子等，煎煮时容易粘锅、糊化、焦化，也应包煎。有些药材有毛，对咽喉有刺激性，如辛夷、旋覆花等，也要用纱布包裹入煎。

另煎：人参等贵重药物宜另煎，以免煎出的有效成分被其他药渣吸附，造成浪费。

烊化：有些药物如阿胶、蜂蜜、饴糖等，容易黏附于其他药物的药渣中或锅底，既浪费药物，又容易焦煳，宜另行烊化后再与其他药汁兑服。

冲服：入水即化的药，如竹沥等汁性药物，宜用煎好的其他药液或开水冲服。价格昂贵的药物，不易溶于水及加热易挥发的药物，如牛黄、朱砂、琥珀等，也宜冲服。

通常情况下，医生在开出药方的同时，会告诉您煎煮中药的方法，您只要按照医生说的去做就可以了。在药房取中药煎剂时，中药师也会告诉您一些注意事项，这也是煎煮中药汤剂时应当特别注意的。总之，只要您记住医生的医嘱和中药师交代的注意事项，一般就能正确煎煮中药汤剂了。

25 如何选择治疗糖尿病的中成药？

咨询： 我今年50岁，半年前确诊为糖尿病，一直服用中药汤剂，效果不错，可天天煎煮中药不太方便，准备改用中成药，听说治疗糖尿病的中成药有很多，其选择使用也有讲究，我想了解一些这方面的知识，麻烦您介绍一下如何选择治疗糖尿病的中成药？

解答：治疗糖尿病的中成药的确有很多，它们各有不同的使用范围，临床上如何选择使用直接关系到治疗效果，作为糖尿病患者，了解一些这方面的知识是很有必要的。

通常情况下，糖尿病患者应根据医生的医嘱选择使用中成药，在选用中成药前，首先要仔细阅读说明书，了解其功效和主治，做到有的放矢。

（1）医生指导：由于中成药有其各自的功效、适应证，若药不对症，不仅无治疗作用，反而会加重病情，甚至引发不良反应，所以糖尿病患者在选用中成药时，一定要咨询专业医生，在医生的指导下选用。

（2）阅读标签：大凡中成药，在其外包装上都有标签，有的还有说明书，不论是标签还是说明书，其上面都能提供该药的功效、适应证、用法用量、注意事项等，仔细阅读中成药上面的标签和说明书，对正确选用中成药大有好处。

（3）辨病选药：即根据糖尿病的诊断选药，这些药物一般无明显的寒热偏性，只要诊断为糖尿病就可应用。

（4）辨证选药：即根据糖尿病患者发病机制和临床表现的不同，通过辨证分型，确立相应的治则，而后根据治疗原则选择中成药。绝大多数中成药是针对不同证型而设的，只有用于适宜的证型才能发挥最好的疗效。要做到辨证选药，不仅要了解药性，而且要清楚中成药的药物组成、功能主治，还要掌握辨证论治的方法。

（5）辨症选药：即根据糖尿病患者的主要症状选药。辨症选药主要是为了缓解不适症状，待症状缓解或消失后，应相应地改变治疗用药。

（6）综合选药：即综合考虑糖尿病患者的病、证、症来选择适宜的中成药。有时患者可表现为多种证型的复杂情况，且症状较突出，故要选用两种或多种药物进行治疗。随着治疗的进展，疾病的证、症均会发生改变，治疗选药也要进行相应调整。

26 怎样存放治疗糖尿病的中成药？

咨询： 我患糖尿病已多年，一直服降糖西药，血糖控制得比较满意，不过腰酸腿软、尿频量多的症状始终没有明显改善，医生让我配合服用中成药金匮地黄丸，并嘱咐一定要存放好中成药，以防发生变质影响疗效，我想知道怎样存放治疗糖尿病的中成药？

解答： 糖尿病是一种难以治愈的慢性病，用药时间较长，患者一般在家中进行治疗且配合服用中成药者居多，存放好中成药关系到用药的安全有效，所以应给予高度重视。要存放好中成药，应注意以下几个方面。

（1）适量贮备中成药：慢性病患者家中多自备有药物，其中以中成药居多。需要注意的是，家庭自备中成药不宜太多，太多不仅浪费金钱和药物，还容易变质失效。对于糖尿病患者，通常最多保存半个月至 1 个月的用药量，用完再购买。

（2）妥善贮存中成药：中成药应放在适当的地方，避免日光直射、高温及潮湿环境，以干燥、通风、阴凉处为宜，并防备小儿误拿、误服。已经开启的瓶装中成药应注意按瓶签说明存放（如加盖、防潮等）。贮存中成药一定要有标签，写清药名、规格，切勿仅凭记忆无标签取放。

（3）防止中成药变质：瓶装中成药应用多少取多少，以免污染。对瓶装液体中成药更应注意，只能倒出，不宜再往回倒，更不宜将瓶口直接往嘴里倒药。

（4）注意检查中成药：服用中成药前应检查药品，注意其有效期、失效期等，不能服用超过有效期或已失效的药物。当然，药品质量的好坏与保管有密切关系。保管不善可能会导致药品提前变质，所以在用前须检查药品质量，若有发霉变质应妥善处理，不可再服。对药名、规格有疑问的药，切勿贸然使用，以免发生意外。

27 治疗糖尿病常用的中成药有哪些?

咨询：我今年54岁，近期越来越容易疲劳，并且经常感到口渴，喝水多，小便次数也多，前天到医院检查，发现患有糖尿病，我不想用西药，而服用中药汤剂又太麻烦，准备用中成药治疗，请您告诉我**治疗糖尿病常用的中成药有哪些?**

解答：中成药具有组方严谨、疗效确切、便于携带、服用方便、不良反应少等特点，因而深受广大糖尿病患者的欢迎。用于治疗糖尿病的中成药有很多，它们各有不同的适用范围，下面选取临床较常用中成药，从药物组成、功能主治、用法用量、注意事项等方面逐一进行介绍。但需要注意的是，服用前一定要在医生的指导下选用，以免引发不良事件。

（1）消渴平片

药物组成：人参、天冬、枸杞子、知母、黄连、黄芪、沙苑子、五倍子、天花粉、丹参、葛根、五味子。

功能主治：益气养阴，清热泻火，益肾缩尿。用于治疗糖尿病。

用法用量：每次6~8片（每片重0.3克），每日3次，温开水送服。

注意事项：病情较重者应适当配合西药治疗。

（2）降糖胶囊

药物组成：人参、知母、三颗针、干姜、五味子、人参茎叶皂苷。

功能主治：清热生津，滋阴润燥。用于治疗消渴以多饮、多食、多尿、消瘦、体倦乏力为主要表现者。

用法用量：每次4~6粒（每粒重0.3克），每日3次，温开水送服。

注意事项：忌食辛辣油腻之品，戒除吸烟饮酒。

（3）降糖舒胶囊

药物组成：人参、刺五加、牡蛎、葛根、知母、山药、麦冬、枳壳、枸杞子、黄精、熟地黄、丹参、生石膏、玄参、乌药、黄芪、益智仁、生地黄、荔枝核、芡实、五味子、天花粉。

功能主治：滋阴补肾，生津止渴。用于治疗糖尿病。

用法用量：每次4~6粒（每粒重0.3克），每日3次，温开水送服。

注意事项：忌食辛辣之品。

（4）金芪降糖片

药物组成：黄连、黄芪、金银花。

功能主治：清热益气。用于治疗气虚兼内热之消渴，症见口渴多饮、易饥多食、气短乏力等，多见于轻、中型非胰岛素依赖型糖尿病。

用法用量：每次 7~10 片（每片重 0.42 克），每日 3 次，饭前半小时服用。

注意事项：病情较重者应适当配合西药治疗。

（5）参芪降糖片

药物组成：人参茎叶皂苷、五味子、黄芪、山药、熟地黄、枸杞子。

功能主治：益气养阴，滋脾补肾。用于治疗消渴、2 型糖尿病。

用法用量：每次 3 片（每片重 0.35 克），每日 3 次，温开水送服。

注意事项：有实热证者禁用，待实热证退后可服用。

（6）降糖宁胶囊

药物组成：人参、知母、茯苓、地骨皮、山药、黄芪、麦冬、玉米须、生石膏、天花粉、生地黄、山茱萸、甘草。

功能主治：益气养阴，生津止渴。用于治疗气阴两虚型糖尿病。

用法用量：每次 4~6 粒（每粒重 0.4 克），每日 3 次，温开水送服。

注意事项：病情较重者应适当配合西药治疗。

（7）糖尿乐胶囊

药物组成：天花粉、山药、黄芪、红参、熟地黄、枸杞子、知母、天冬、茯苓、山茱萸、五味子、葛根、鸡内金。

功能主治：滋阴补肾，益气润肺，和胃生津，调节代谢功能。用于治疗消渴引起的多饮、多食、多尿、四肢无力等，可降低血糖、尿糖。

用法用量：每次 3~4 粒（每粒重 0.3 克），每日 3 次，温开水送服。

注意事项：忌食含糖量高的食物，戒除吸烟饮酒。

（8）消糖灵胶囊

药物组成：人参、杜仲、枸杞子、知母、黄连、黄芪、沙苑子、五味子、天花粉、丹参、白芍、格列本脲。

功能主治：益气养阴，清热泻火，益肾缩尿。用于治疗糖尿病。

用法用量：每次 3 粒（每粒重 0.4 克），每日 2 次，温开水送服，或遵医嘱。

注意事项：忌食含糖量高的食物，戒除吸烟饮酒。

（9）抗饥消渴片

药物组成：红参、生地黄、玉竹、黄连、熟地黄、麦冬、黄柏、枸杞子、五味子。

功能主治：养阴益气，润燥生津。用于治疗糖尿病，也可用于慢性萎缩性胃炎属胃阴虚者。

用法用量：每次 12 片（每片重 0.3 克），每日 3 次，温开水送服，或遵医嘱。

注意事项：脾虚湿滞者慎用。

（10）津力达颗粒

药物组成：人参、黄精、苍术、苦参、麦冬、生地黄、制何首乌、山茱萸、茯苓、佩兰、黄连、知母、淫羊藿、丹参、葛根、荔枝核、地骨皮。

功能主治：益气养阴，健脾运津。用于治疗2型糖尿病气阴两虚证，症见口渴多饮、消谷易饥、尿多、形体消瘦、倦怠乏力、自汗盗汗、五心烦热、便秘等。

用法用量：每次1袋（每袋重9克），每日3次，温开水送服，8周为1个疗程，或遵医嘱。对已经使用西药的患者可合并使用本品，并根据血糖情况酌情调整西药用量。

注意事项：孕妇慎用，定期复查血糖，忌食肥甘厚味、油腻食物。

28 消渴丸是一种什么药？

咨询：我今年48岁，1周前经检查确诊患有2型糖尿病，医生说消渴丸降血糖和改善口干、乏力、腰酸沉的效果都很好，建议我服用，请您告诉我消渴丸是一种什么药？

解答：消渴丸是糖尿病患者最常用的药物之一。它是一种既可降血糖，又可改善糖尿病患者口干、乏力、腰部酸沉等症状的中、西药合制的丸剂成药。您若想服用的话，必须在医生的指导下，明白其注意事项后再用。下面给您简单介绍一下消渴丸的大致情况。

消渴丸的主要成分有葛根、黄芪、生地黄、天花粉、玉米须、五味子、山药、格列本脲，其中起降糖作用的主要是格列本脲，每 10 粒消渴丸约含格列本脲 2.5 毫克，即每吃 10 粒消渴丸相当于吃 1 片格列本脲。在消渴丸的组方中，生地黄、天花粉、葛根养阴生津；黄芪、山药益气养阴，补益肺肾；五味子酸温，敛肺滋肾，生津止渴；玉米须甘平利水。诸药相合，共奏益气养阴、生津止渴之功效，是中医临床治疗消渴病的基本原则和常用处方。在上述中药的基础上，配合第二代磺脲类降糖药格列本脲，中、西药结合，不仅能滋阴清火、益气生津以改善糖尿病患者的主要症状，有良好的降血糖作用，而且缓和了格列本脲引起的消化不良、白细胞减少等副作用。

消渴丸的主要功效是滋肾养阴，益气生津，临床用于治疗多饮、多食、多尿、消瘦、体倦乏力，睡眠差、腰痛，尿糖及血糖升高之气阴两虚型消渴。其用法通常是每次 5~10 丸，每日 2~3 次，饭前 15~20 分钟用温开水送服。服用量根据病情从每次 5 丸逐渐递增，但每日不应超过 30 丸，当增至每日 20 丸时，至少分 2 次服用，至疗效满意时逐渐减量或减少为每日 2 次的维持剂量，必须由医生指导进行服用量的调整。

应当注意的是，消渴丸含有格列本脲成分，格列本脲降糖作用强，维持时间长，不宜与其他黄脲类降糖药合用，若合用其他类型降糖药，必须在医生指导下服用。肝炎、严重肾功能不全、少年糖尿病、糖尿病酮体、妊娠糖尿病、糖尿病性昏迷等患者不宜使用，个别患者偶见格列本脲所致不良反应，请在医生指导下用药。同时，用药期间应定期测定血糖、肝功能、肾功能等。

29 怎样用玉泉丸治疗糖尿病？

咨询：我今年55岁，近段时间总感觉口干口渴，身困乏力，小便次数增多，前天到医院检查，发现患有糖尿病，我担心西药副作用多，医生建议服用玉泉丸，我是第一次听说这个药，想进一步了解一下，请问怎样用玉泉丸治疗糖尿病？

解答：玉泉丸是治疗糖尿病的常用中成药之一。它是在清代叶天士的《种福堂公选良方》中玉泉丸的基础上经现代制药技术加工制成的。

玉泉丸由葛根、天花粉、生地黄、麦冬、五味子、糯米、甘草组成。玉泉，乃指口中津液，又名玉液。玉泉丸的药物以滋阴为主，方中生地黄、麦冬为滋阴补肾之要药；五味子可收敛精气，不使耗散；葛根、天花粉均有清热生津之功；糯米补肺气，养胃阴；甘草清热和胃。诸药合用，既使先天肾阴充足，又有后天胃阴的补充，加上清热之药力，消渴病的“三多”症状就会好转。

玉泉丸具有养阴生津、止渴除烦、益气和中之功效，用于治疗因胰岛素功能减退引起物质代谢、碳水化合物代谢紊乱所致的糖尿病（亦称“水消渴”），以及肺、胃、肾之阴液亏损，热病后期等。其用法为每次6克，每日4次，温开水送服。应当注意的是，用药前应仔细阅读说明书，在医生的指导下使用，中医辨证属阴阳两虚之消渴者慎用。本品性凉滋腻，脾胃虚弱、脘腹胀满、食少便溏者慎用。

服药期间应控制饮食，调整饮食结构，忌食肥甘、辛辣之品，忌烟酒，同时还要适当进行体育活动，避免精神紧张。服用本品偶见腹泻，停药后可缓解，偶见腹胀、稀便，不需停药，继续服用症状可消失。对重症病例应合用其他降糖药治疗，以防病情加重。在治疗过程中，尤其是与西药降糖药联合应用时，要及时监测血糖，避免发生低血糖反应。此外，还要注意早期防治糖尿病的各种并发症，如糖尿病脑病、糖尿病眼病、糖尿病肾病等，以防止病情恶化。

30 糖尿病患者能否长期服用六味地黄丸？

咨询：我患糖尿病已3年，一直服用二甲双胍和六味地黄丸，血糖控制得很好，我周围的许多糖尿病患者也都在服用六味地黄丸。听说六味地黄丸有补肾益气滋阴的作用，能防治糖尿病并发症，可长期服用，我不太了解，请问糖尿病患者能否长期服用六味地黄丸？

解答：众所周知，中医治病强调辨证论治，应用中成药也是如此，六味地黄丸虽然是滋阴补肾的良药，但并不是所有的糖尿病患者都适用，更不可不加辨证地长期服用。

六味地黄丸出自宋代名医钱乙所著的《小儿药证直诀》，其中成药是在东汉医圣张仲景的金匮肾气丸的基础上演化而来的。六味地黄丸由熟地黄、山茱萸、山药、泽泻、牡丹皮、茯苓6味中药组成，因为该成药以地黄（熟地黄）为主，故称六味地黄丸。方中以熟地黄滋肾填精为主药，辅以山茱萸养肝肾而涩精，山药补益脾阴而固精，三药合用，以达到三阴并补之功，这是补的一面；又配茯苓淡渗脾湿，以助山药益脾，泽泻清泄肾火，并防熟地黄之滋腻，牡丹皮清泄肝火，并制山茱萸之温，共为佐使药，这是泻的一面。各药合用，使之滋补而不留邪，降泄而不伤正，补中有泻，寓泻于补，相辅相成，是通补开合的方剂。

六味地黄丸是临床常用的中成药，具有滋阴补肾，兼补肝脾之阴的作用，而糖尿病患者有相当一部分是由肝肾阴虚，阴津亏损所致，所以其也是治疗调养糖尿病常用的中成药之一，尤其适用于素体肾虚、体质较弱、经常失眠、腰膝酸软、易疲劳、咽干口渴的糖尿病患者服用。临床观察表明，六味地黄丸可以调节肾阴不足体质，改善肾阴不足症状，并对糖耐量异常、空腹血糖异常者起防止病情发展到临床糖尿病的作用。对具有多饮、耳鸣、盗汗、尿多、便干等肾阴不足证候的糖尿病患者，服用六味地黄丸尽管没有明显的降血糖作用，但能起到改善症状、增强机体免疫力、预防并发症的作用。

需要说明的是，并不是所有的糖尿病患者都适合服用六味地黄丸，并且糖尿病患者也不能长期服用六味地黄丸。糖尿病患者如果出现夜尿多、水肿、腰膝酸软、畏寒肢冷、阳痿、肢体麻木等症状，说明存在阳虚和血瘀，此时应适当加用温阳益气、活血化瘀的药物，如果还继续单独服用六味地黄丸，不仅不能补肾，还会损伤脾胃，出现厌食、腹胀、腹泻等症状，使病情加重。另外，即使药证相符，长期服用同一种药物也容易引发新的阴阳平衡失调。因此，六味地黄丸虽然是好药，但并不是所有的糖尿病患者都适用，也必须在专业医生的指导下辨证应用，即使辨证准确，也应注意根据用药后的病情变化及时调整治法用药，做到“观其脉证，知犯何逆，随证治之”。

31 针灸调治糖尿病有什么作用?

咨询：我患糖尿病多年，一直坚持服用二甲双胍，血糖控制得还不错，不知为什么近段时间总感觉腰部酸沉疼痛，仔细检查也没发现什么异常，听说针灸调治糖尿病合并腰部酸沉疼痛效果很好，我想知道针灸调治糖尿病有什么作用?

解答：针灸调治糖尿病合并腰部酸沉疼痛确实效果很好，想要了解针灸调治糖尿病有什么作用，首先要知道针灸疗法。

“针”指“针刺”，是利用各种针具刺激穴位以治病的方法；“灸”指“艾灸”，是用艾绒在穴位上燃灼或熏熨来治病的方法。《灵枢·官能》中说：“针所不为，灸之所宜。”《医学入门》中也说：“药之不及，针之不到，必须灸之。”艾灸可以弥补针刺之不足，针刺和艾灸常配合应用，故常针灸并称。

针灸疗法是中医学的重要组成部分，其通过针刺与艾灸调整脏腑经络气血功能，从而达到防治疾病的目的。针灸疗法具有适应证广泛、疗效明显、经济安全等特点，既能防病治病，又能养生保健，深受广大患者的欢迎。针灸调治糖尿病的作用主要体现在疏通经络、调和阴阳以及扶正祛邪等方面。

（1）疏通经络：人体的经络“内属于脏腑，外络于肢节”，十二经的分布，阳经在四肢之表，属于六腑，阴经在四肢之里，属于五脏，并通过十五络的联系，沟通表里，组成气血循环的通路，维持着人体正常的生理功能。经络和气血及脏腑之间有密切的联系，糖尿病的发生与气血失和、脏腑失调有关，这些病理特征可以反映在经络上，并可以通过针灸调节经络与脏腑气血的平衡，从而达到调节血糖代谢，降低血糖，减轻或消除糖尿病患者自觉症状，防止或减少其并发症的目的。

（2）调和阴阳：阴阳平衡是机体保持正常生理状态的根本保证，如果机体阴阳平衡失调，脏腑功能紊乱，如出现肝肾阴虚、肺胃热盛、阴津亏虚、气阴两虚、阴阳两虚、肾虚失固等，则可引发糖尿病。针灸调治糖尿病的关键，在于根据辨证的不同属性来调节机体阴阳的偏盛偏衰，使机体阴阳归于新的平衡，达到“阴平阳秘”，恢复其正常的生理功能的目的。

（3）扶正祛邪：扶正就是扶助正气，增强抗病能力；祛邪就是祛除致病因素。糖尿病的发生、发展，通常是正邪相争的过程，针灸可以扶正祛邪，从而达到补益肝肾、清热养阴、生津止渴、益气滋阴，调整血糖代谢，减轻或消除糖尿病患者自觉症状，防止或减少其并发症的目的。一般来说，针刺补法和艾灸皆有扶正之作用，针刺泻法和放血有祛邪的作用。当然临证时必须结合腧穴的特殊性来考虑，只有根据病情恰当取穴，才能达到应有的治疗效果。

现代医学研究表明，针灸主要是通过以下作用达到调治糖尿病目的的：①针灸可使胰岛素水平升高，胰岛素靶细胞受体功能增加，加强胰岛素对糖原的合成代谢、氧化酵解和组织利用的功能，从而起到降低血糖的作用；②针灸后糖尿病患者的T_3、T_4含量下降，表明血液中甲状腺素含量降低，从而减少了对糖代谢的影响，有利于降低血糖；③针刺可使糖尿病患者全血黏度、血浆黏度等血液流变异常指标下降，这对改善微循环障碍，防止血栓形成，减少糖尿病并发症的发生有重要意义；④针灸能够调整中枢神经系统功能，从而影响胰岛素、甲状腺素、肾上腺素等的分泌，有利于纠正糖代谢紊乱。

32 调治糖尿病可选用哪些针灸处方?

咨询：我患糖尿病已3年，一直服用降糖药，血糖控制得不错，但仍时常感到神疲乏力，听说针灸改善自觉症状的效果不错，1周前我开始配合针灸治疗，发现医生每次针灸的穴位不一样，医生说是按辨证选用针灸处方的，请问调治糖尿病可选用哪些针灸处方？

解答：针灸是中医学的重要组成部分，它是通过针刺与艾灸疏通经络气血，调整脏腑功能，从而达到防治疾病目的的。针灸虽然不能治愈糖尿病，但对改善糖尿病患者的自觉症状确实有很好的疗效。

就像您看到的那样，针灸调治糖尿病并不是每次都用相同的穴位，也需根据病情辨证立法，制定针灸处方。用于调治糖尿病的针灸处方很多，有经验的针灸医生会根据病情的需要灵活选用，作为患者是很难掌握的，即使您知道针灸处方，操作的手法不同，其作用也不一样。

下面给您介绍几个调治糖尿病的针灸处方，供您参考。您应当知道，针灸治疗必须由针灸医生根据病情制定针灸处方，恰当进行操作。

处方一

取穴：大椎、肺俞、鱼际、合谷、太渊。

操作：患者取适当的体位，局部常规消毒后，用平补平泻手法进行针刺治疗，通常每日或隔日治疗 1 次，10 次为 1 个疗程。

适应证：糖尿病出现口干舌燥、烦渴多饮等上消症状者。

处方二

取穴：脾俞、胃俞、胰俞、中脘、足三里、曲池、阳陵泉。

操作：患者取适当的体位，局部常规消毒后，用平补平泻手法进行针刺治疗，通常每日或隔日治疗 1 次，10 次为 1 个疗程。

适应证：糖尿病出现多食善饥、形体消瘦等中消症状者。

处方三

取穴：肾俞、肝俞、关元、三阴交、太溪、然谷。

操作：患者取适当的体位，局部常规消毒后，用补法或平补平泻手法进行针刺治疗，通常每日或隔日治疗 1 次，10 次为 1 个疗程。

适应证：糖尿病出现尿多尿频、头晕目眩、腰膝酸软等下消症状者。

处方四

取穴：肺俞、脾俞、胃俞、肾俞、足三里、三阴交、太溪、太渊、少府。

操作：患者取适当的体位，局部常规消毒后，用泻法或平补平泻手法进行针刺治疗，通常每日或隔日治疗 1 次，10 次为 1 个疗程。

适应证：糖尿病上消证。以口干舌燥，烦渴多饮，舌尖红，苔薄黄，脉洪数为主要表现。

处方五

取穴：肺俞、脾俞、胃俞、肾俞、足三里、三阴交、太溪、中脘、内庭。

操作：患者取适当的体位，局部常规消毒后，用泻法或平补平泻手法进行针刺治疗，通常每日或隔日治疗 1 次，10 次为 1 个疗程。

适应证：糖尿病中消证。以胃中嘈杂，多食善饥，烦热，汗多，形体消瘦，大便干结，小便量多、浑黄，舌苔黄燥，脉滑数为主要表现。

处方六

取穴：承浆、意舍、关冲、然谷。

操作：患者取适当的体位，采用艾条温和灸的方法，依次灸治承浆、意舍、关冲、然谷穴。通常每次每穴熏灸 5~10 分钟，每日或隔日治疗 1 次，10 次为 1 个疗程。

适应证：糖尿病阴阳两虚证。以小便频数、浑浊如膏，面色黧黑憔悴，耳轮焦干，腰膝酸软，四肢乏力欠温，性欲减退，舌质淡而干，苔薄白，脉沉细无力为主要表现。

处方七

取穴：水沟、承浆、金津、玉液、曲池、劳宫、太冲、行间、商丘、然谷、隐白。

操作：患者取适当的体位，采用艾条温和灸的方法，依次灸治水沟、承浆、金津、玉液、曲池、劳宫、太冲、行间、商丘、然谷、隐白穴。通常每次每穴熏灸 5~10 分钟，每日或隔日治疗 1 次，10 次为 1 个疗程。

适应证：糖尿病下消证。以小便频数量多、浑浊，渴而多饮，头晕，视物模糊，颧红，虚烦多梦，遗精，腰膝酸软，皮肤干燥，全身瘙痒，舌质红，苔薄少，脉细数为主要表现。

处方八

取穴：承浆、太溪、支正、阳池、照海、肾俞、小肠俞及手足小指尖。

操作：患者取适当的体位，采用艾条温和灸的方法，依次灸治承浆、太溪、支正、阳池、照海、肾俞、小肠俞穴及手足小指尖。通常每次每穴熏灸 5~10 分钟，每日或隔日治疗 1 次，10 次为 1 个疗程。

适应证：糖尿病阴阳两虚证。以尿多尿频，腰膝酸软，身困乏力，畏寒怕冷为主要表现。

33 应用针灸疗法调治糖尿病应注意什么？

咨询：我今年58岁，患糖尿病多年，在服降糖药二甲双胍的同时，正在配合针灸治疗，以改善腰膝酸痛、失眠、尿多等症状，听说针灸调治糖尿病的作用有限，并且有很多注意事项，麻烦您给我讲讲应用针灸疗法调治糖尿病应注意什么？

解答：中医有多种调治糖尿病的方法，针灸疗法是其中之一。针灸疗法降低、稳定血糖的功效较弱，通常与其他治疗方法相配合，用以改善腰膝酸痛、失眠、尿多等症状。针灸疗法调治糖尿病有很多注意事项，归纳起来主要有以下几个方面。

（1）要注意针灸治疗的适应证，严防有禁忌证的糖尿病患者进行针灸治疗。患有出血性疾病、严重贫血、低血压者，局部皮肤有感染、溃疡、冻伤者，妇女在孕期、产后以及月经期，患有严重的心、肝、肾等疾病者，均不宜进行针灸治疗。针灸治疗时要注意进行严格消毒，以预防各种感染发生。

（2）要掌握正确的针灸方法，严格按照操作规程进行针灸治疗。针刺的角度、方向和深度要正确，对风池、风府、哑门等接近延髓等重要部位的穴位尤应注意，以防意外情况发生。对皮肤感觉迟钝的患者，施灸过程中要不时用手指置于施灸部位，以测知患者局部皮肤的受热程度，便于随时调节施灸的距离，避免烫伤。

（3）针灸治疗时应注意选择适当的体位，以有利于正确取穴和施术。治疗前应注意检查针具，严防应用不合格的针具进行针刺治疗。进针时体外应留有适当的针体，以防针体折断。施灸过程中要严防艾火滚落烧伤皮肤或烧坏衣服、被褥等，施灸完毕必须把艾条、艾炷之火熄灭，以防复燃发生火灾。

（4）应注意预防晕针发生，不要在劳累、饥饿以及精神紧张时针刺，一旦出现晕针现象，应立即让患者平卧，进行相应的处理。施灸后还要做好灸后处理，如果因施灸时间过长局部出现小水疱者，注意不要擦破，可任其自然吸收；如果水疱较大，可局部消毒后用毫针刺破水疱放出疱液，或用注射器抽出疱液，再涂甲紫（龙胆紫），并用纱布包敷，以避免感染等。

（5）针灸疗法降低、稳定血糖的功效较弱，调治糖尿病的作用有限，临床中单独应用针灸疗法调治糖尿病者少见，通常是与其他治疗方法配合应用的，应注意与药物治疗、饮食调理、运动锻炼、情志调节、起居调摄等治疗调养方法配合应用，以提高疗效。

34 拔罐能调治糖尿病吗？

咨询：我近段时间总感觉身困乏力、口干口渴、腰酸背痛，昨天到医院就诊，经检查确诊为糖尿病，医生说不仅要管住嘴、迈开腿，坚持服用降糖药，还可配合拔罐缓解身困乏力、腰酸背痛等，请问拔罐能调治糖尿病吗？

解答：这里首先告诉您，拔罐确实能调治糖尿病。拔罐疗法又称“负压疗法”“吸筒疗法”，是以罐为工具，利用燃烧、蒸汽、抽气等，使罐中形成负压，把罐吸附于施术部（穴）位，产生温热、负压等刺激，造成局部充血、瘀血现象，以达到治疗疾病目的的一种独特防病治病方法。

拔罐疗法是中医学的一个重要组成部分，有着悠久的历史。拔罐疗法在我国古代称为“角法”，当时是用牛、羊角制成罐具来拔罐的，晋代医学家葛洪所著的《肘后方》中就提到了“角法”，这可以说是有关拔罐疗法最早的文字记载。随后罐具逐渐从牛、羊角发展成为用陶瓷、竹木、玻璃等材料制成，而且根据病情和部位分为大小不同的多种规格。拔罐疗法取材方便，简单易学，无须特殊的设备，家庭中随处可得的罐、瓶都可作为拔罐工具进行治疗，而且疗效可靠，使用安全。

拔罐疗法具有疏通经络、温经散寒、祛风除湿、活血化瘀、消肿止痛、调和阴阳、调整脏腑功能等作用，不但可用于治疗颈椎病、肩周炎、落枕、软组织损伤、腰腿痛、肌肉痉挛等外伤科疾病，还可用于支气管哮喘、失眠、高血压、头痛、糖尿病、慢性胃炎、失眠、脑卒中后遗症、感冒等内科疾病。对糖尿病患者来说，选取适当的穴位进行拔罐治疗，可调节神经系统功能，改善血液循环，降低、稳定血糖，缓解糖尿病患者心烦口渴、神疲乏力、腰酸背痛等症状，防止或减少糖尿病并发症的发生。需要说明的是，拔罐疗法调治糖尿病的作用较弱，临床中单独应用者少见，通常宜与药物治疗、饮食调养、运动锻炼等其他治疗方法配合应用，以提高疗效。

35 调治糖尿病可选用哪些拔罐处方?

咨询：我今年60岁，患糖尿病已3年，一直服降糖药治疗，近段时间腰部酸痛、身困乏力特别明显，我想自己拔罐调理一下，但不知道拔罐处方，麻烦您介绍一下调治糖尿病可选用哪些拔罐处方?

解答：拔罐疗法取材方便，简单易学，无须特殊的设备，家庭中随处可得的罐、瓶都可作为拔罐工具进行治疗，而且疗效可靠，使用安全，深受人们的喜欢。

拔罐疗法确实能改善糖尿病患者的自觉症状，您可以在服用降糖药的同时，选用拔罐疗法改善腰部酸痛、身困乏力等症状，不过应注意选穴要准确，拔罐的操作方法要恰当，最好在医生的指导下进行。下面介绍几个拔罐处方供您参考。

处方一

取穴：心俞、肾俞、内关、三阴交。

操作：患者取俯卧位，充分暴露需拔罐处皮肤，局部常规消毒后，用闪火法将大小合适的罐具吸拔于背部一侧的心俞、肾俞穴上，留罐8分钟左右；起罐后患者取仰卧位，局部常规消毒后，先用三棱针在同一侧内关、三阴交穴上点刺三下，然后用闪火法将大小合适的罐具吸拔于内关、三阴交穴上，留罐3分钟左右。第二天再拔另一侧穴位。两侧穴位交替进行，10日为1个疗程。

适应证：糖尿病阴虚火旺出现腰酸痛、失眠症状者。

处方二

取穴：天枢、阳池、肾俞、三焦俞。上消者配肺俞、太渊、金津、玉液（后2穴均点刺出血，不拔罐）；中消者配脾俞、胃俞、曲池；下消者配关元、大肠俞、太溪。

操作：患者取适当的体位，充分暴露需拔罐处皮肤，局部常规消毒后，用抽气法或闪火法将大小合适的罐具吸拔于上述穴位上。通常每次留罐10~15分钟，隔日拔罐1次，10次为1个疗程。

适应证：糖尿病神疲乏力、腰酸沉、口干渴者。

处方三

取穴：内关、神门、三阴交、心俞、肾俞。

操作：患者取适当的体位，充分暴露需拔罐处皮肤，局部常规消毒后，用抽气法将大小合适的罐具吸拔于内关、神门、三阴交、心俞、肾俞穴上。通常每次留罐10分钟，每周拔罐2~3次，7次为1个疗程。

适应证：糖尿病腰酸、失眠、乏力、尿多者。

处方四

取穴：三焦俞、肾俞、石门、三阴交。

操作：患者取适当的体位，充分暴露需拔罐处皮肤，局部常规消毒后，用抽气法或闪火法将大小合适的罐具吸拔于上述穴位上。通常每次留罐10~15分钟，隔日拔罐1次，10次为1个疗程。

适应证：糖尿病神疲乏力、尿多者。

处方五

取穴：脾俞、胰俞、膈俞、足三里。上消者配肺俞、大椎；中消者配胃俞、曲池；下消者配肾俞、关元、复溜。

操作：患者取适当的体位，充分暴露需拔罐处皮肤，局部常规消毒后，用抽气法或闪火法将大小合适的罐具吸拔于上述穴位上。通常每次留罐 10~15 分钟，隔日拔罐 1 次，10 次为 1 个疗程。

适应证：糖尿病口渴多饮、失眠多梦、神疲乏力者。

处方六

取穴：肾俞、肺俞、胃俞、大肠俞、曲池。

操作：患者取适当的体位，充分暴露需拔罐处皮肤，局部常规消毒后，用闪火法、投火法或抽气法将大小合适的罐具吸拔于上述穴位上。通常每次留罐 10~15 分钟，每日或隔日拔罐 1 次，10 次为 1 个疗程。

适应证：糖尿病口渴多饮、心烦失眠者。

处方七

取穴：胰俞、膈俞、脾俞、足三里。上消者配肺俞、大椎；中消者配胃俞、曲池；下消者配肾俞、关元、复溜。

操作：患者取适当的体位，充分暴露需拔罐处皮肤，局部常规消毒后，采用梅花针叩刺后拔罐的方法，先用梅花针轻叩以上诸穴位，然后用抽气法将大小合适的罐具吸拔于上述穴位上。通常每次留罐 3~5 分钟，隔日拔罐 1 次，10 次为 1 个疗程。

适应证：糖尿病腰部酸沉、神疲乏力、口渴多饮者。

处方八

取穴：肺俞、脾俞、三焦俞、肾俞、足三里、三阴交、太溪。

操作：患者取适当的体位，充分暴露需拔罐处皮肤，局部常规消毒后，用闪火法或投火法将大小合适的罐具吸拔于上述穴位上。通常每次留罐 10~15 分钟，每日或隔日拔罐 1 次，10 次为 1 个疗程。

适应证：糖尿病腰部酸沉、神疲乏力、小便频数者。

36 应用拔罐疗法调治糖尿病应注意什么？

咨询：我患糖尿病已多年，一直服用格列齐特治疗，血糖控制较满意，不过最近两个月总觉得腰部酸沉疼痛，服了两周壮腰健肾丸也不见好转，昨天单位同事送了我一套拔罐器，让我自己拔罐调理，我想知道**应用拔罐疗法调治糖尿病应注意什么？**

解答：采用拔罐疗法调理腰部酸沉疼痛确实有较好的疗效，您可以用拔罐器拔几天试一试。尽管拔罐疗法操作简单，但若使用不当，同样会导致不良后果。临床中单独应用拔罐疗法调理糖尿病者少见，通常是与其他治疗方法配合应用，以改善糖尿病患者腰腿酸沉疼痛、失眠等症状。这里给您简要介绍以下几点注意事项。

（1）患者要选择舒适、适当的体位，拔罐过程中不能移动体位，以免罐具脱落；要根据不同部位选择不同口径的罐具，注意选择肌肉丰满、富有弹性、没有毛发及局部平整的部位，以防掉罐，拔罐动作要稳、准、快。应用投火法时，应避免烫伤皮肤；应用刺络拔罐时，勿使出血量过大。

（2）要注意拔罐的禁忌证，皮肤有溃疡、水肿及大血管相应的部位不宜拔罐，孕妇的腹部和腰骶部也不宜拔罐，常有自发性出血或损伤后出血不止的患者也不宜使用拔罐法。

（3）在拔罐治疗时，应进行严格消毒，防止感染及乙型肝炎等传染病的发生，应用刺络拔罐法时更应注意。拔罐时要保持室内温度适宜，防止受凉感冒；拔罐后应避免受凉和风吹，注意局部保暖。

（4）留罐时应注意掌握时间的长短，以免起疱；起罐时用一手握罐，另一手以指腹按压罐旁皮肤，待空气进入罐中，消除负压，即可将罐取下，切忌用力硬拔。如果上次拔罐后局部出现的瘀血尚未消退，则不宜在原处再拔罐。

（5）拔罐后局部皮肤出现发红、发紫属于正常现象，可在局部轻轻按揉片刻，不必特殊处理；如果局部皮肤出现小的破溃，也可不做特殊治疗，但应注意保持局部皮肤的清洁与干燥，防止细菌感染；对于较大的皮肤糜烂破溃，应将局部消毒处理后，用消毒的纱布敷盖、包扎，避免感染化脓。

（6）拔罐疗法调治糖尿病的作用有限，单独应用拔罐疗法调治糖尿病者少见，临床中应注意与药物治疗、饮食调理、运动锻炼、起居调摄等治疗调养手段配合应用，以提高临床疗效。

37 按摩疗法调治糖尿病有什么作用?

咨询： 我患糖尿病已3年，一直服用降糖药治疗，血糖保持在正常范围，但最近总感觉身困乏力、口干口渴，睡眠也变差了，昨天咨询了医生，说可以配合按摩调理，麻烦您介绍一下按摩疗法调治糖尿病有什么作用?

解答： 按摩又称推拿，是通过按、压、拿、摩等手法作用于人体体表的特定穴位或部位，给机体一定的良性刺激，以调节人体的生理、病理状态，达到防病治病目的的一种传统治疗手段，也是中医独具特色的治疗方法之一。

按摩治病在我国有悠久的历史，由于其方法简便，行之有效，适应证广泛，老少皆宜，所以深受人们的欢迎。按摩疗法不仅可舒筋通络、解痉止痛、复位关节、理筋整复，还可促进血液、淋巴液循环，调节神经系统和内脏器官的功能，增强机体抗病能力。

实践证明，糖尿病患者根据病情的需要，选用适宜的手法和穴位进行按摩，确实能改善大脑皮质功能，调节血糖代谢，改善血液循环，使机体胰岛素水平升高，胰岛素靶细胞受体功能增加，这对减轻或缓解糖尿病患者心烦口渴、神疲乏力等症状，防止或减少其并发症的发生均有良好的作用。

糖尿病是一种涉及多系统、多脏器的全身性疾病，容易导致心、脑、肾、眼、皮肤及神经的并发症，通过按摩可增强心脏功能，扩张冠状动脉，增加血流量，促进血氧和营养物质吸收，使心脏得到充分营养，防止血管血栓形成，预防和延缓糖尿病心脑血管疾病并发症的发生。另外，按摩还可调节神经系统功能，改善大脑皮质的兴奋和抑制过程，解除大脑的紧张和疲劳，消除糖尿病患者焦虑、紧张等不良情绪，有利于血糖的控制。按摩还可加速血液循环，促进新陈代谢，提高人体的自身免疫功能，从而防止或减少糖尿病并发症的发生。通过按摩刺激体表一定的腧穴，还可调节胰岛素和肾上腺素的分泌功能，刺激胰岛 B 细胞分泌胰岛素，增加胰岛素受体敏感性，抑制胰高血糖素的分泌，提高葡萄糖的利用率，从而降低血糖。

中医学认为，糖尿病的主要病机是阴虚血瘀，累及肺、脾、胃、肾等脏腑，而按摩有疏通经络、调和脏腑、通利气血的作用，通过按摩刺激可达到益气养阴、疏通经络、活血化瘀、调和阴阳、调整脏腑功能之功效，有利于糖尿病患者自觉症状的改善和各种功能的恢复。

总之，按摩疗法是糖尿病患者自我调养的重要手段之一，糖尿病患者可在医生的指导下进行自我按摩调养。

38 应用按摩疗法调治糖尿病应注意什么？

咨询：我患糖尿病已5年，一直坚持服用降糖药，血糖控制得还不错，不知为什么近段时间总感觉身体困乏、口干口渴，夜尿也多了，听说在服药的同时配合按摩能明显改善这些症状，我准备按摩一段时间，请问应用按摩疗法调治糖尿病应注意什么？

解答：按摩疗法轻松舒适，不需耗费过多的精力，简单易行，糖尿病患者在服用降糖药的同时配合适当的按摩，能够明显改善身体困乏、口干口渴、腰膝酸痛、失眠等症状，因而深受糖尿病患者的欢迎。当然，若使用不当，不仅难以达到应有的治疗保健效果，还会对人体造成伤害。为了获得满意的疗效，避免意外事故发生，在应用按摩疗法调治糖尿病时，应注意以下几点。

（1）选择适宜环境和体位：应用按摩疗法调治糖尿病时，应选择在安静、幽雅、空气清新的环境中进行，要保持心平气和，采取放松舒适的体位。寒冷季节按摩时，应注意室内温度，以防受凉感冒。

（2）注意采用适宜手法：应用按摩疗法调治糖尿病应根据病情辨证论治，按补泻的不同正确施用手法，切不可不加分析地乱用。要根据不同的要求选用不同的手法，同时手法应力求轻柔和缓，动作宜轻、慢，节律要均匀，保持适宜的用力强度，用力不宜过大，切忌用重力或蛮力。自我按摩应在医生的指导下，在了解注意事项并掌握操作要领后进行。

（3）掌握按摩的适应证：要注意按摩治疗的适应证，严防有禁忌证的糖尿病患者进行按摩治疗。按摩疗法适用于病情较轻且稳定的糖尿病患者，以减轻或缓解其自觉症状，对于病情较重者，尤其是伴有严重并发症的患者，并非按摩疗法所适宜。

（4）按摩做到持之以恒：应用按摩疗法调治糖尿病，必须持之以恒，要有信心和耐心，从整体着眼，局部着手，长期按摩，切忌“三天打鱼，两天晒网”。只有坚持按摩，才可能达到调节血糖代谢，减轻或消除糖尿病患者心烦口渴、神疲乏力等症状，防止或减少其并发症发生的效果。

（5）注意与其他疗法配合：按摩疗法虽然安全有效，但其调治糖尿病的作用较弱，取效较慢，临床单独应用者少见，通常宜与药物治疗、饮食调养、运动锻炼、针灸治疗、情志调节、起居调摄等其他治疗调养方法配合应用，以提高疗效。

39 糖尿病患者自我按摩的简易方法有哪些？

咨询：我今年55岁，患糖尿病已7年，我知道按摩不仅是中医调治疾病的常用方法，也是现代家庭用以解除疲劳、缓解病痛和保健强身的重要手段，想采用自我按摩的方法调养一段时间，但苦于不知道按摩的方法，请您告诉我糖尿病患者自我按摩的简易方法有哪些？

解答：按摩的过程是轻松舒适的，按摩疗法治疗调养疾病是行之有效的，简单的自我按摩能改善血液循环，促进新陈代谢，调整脏腑功能，坚持应用对降低、稳定血糖，缓解糖尿病患者心烦口渴、神疲乏力等症状，防止或减少糖尿病并发症的发生大有好处。简单自我按摩一般从头面部开始，之后延及腰、背、四肢，手法由轻到重，以轻松舒适为宜。通常每次按摩15~30分钟，每日按摩1~2次，只要持之以恒地进行，定能取得实效。下面给您介绍几种具体按摩的方法，您可以照此进行按摩调养。

（1）开天法：又称推天法，用拇指或四指并拢，从印堂穴往后推过百会穴，每次连续推100~300次。

（2）分顺法：拇指从攒竹穴往左右分开，轻轻用劲往颞部方向推，推到太阳穴，再往下至耳前听宫穴即可，每次连续做100~300次。

（3）展翅法：拇指指尖部在风池穴上，其他四指自由摆动，犹如仙鹤展翅，微微用力进行按摩，每次连续做200~300次。

（4）拿顶法：用手指紧紧按着头顶部，微微颤动进行按摩，每次连续做300~500次。

（5）钻穴法：拇指或中指指尖部紧按在某一穴位，微微用力进行按摩，犹如钻石，常用穴位有攒竹、太阳、睛明、迎香、风池等，每次每穴连续做250~300次。

（6）点迎香：拇指或中指指尖压在迎香穴上，双手微微颤动，徐徐用力进行按摩，每次每穴连续做300~500次。

（7）胸部八字推法：双手平放在胸部，往两边如八字徐徐用力推开，往返进行按摩，通常每次按摩3~5分钟。

（8）腹部环形推法：双手平放在腹部，按顺时针方向做环形按摩，通常每次按摩 5~10 分钟。

（9）上肢自我回推：一只手放在另一臂的内侧，从手腕部起往里推到腋部，然后再从腋部向手腕部回推，通常每次推按 3~5 分钟。

（10）下肢自我回推：双手从大腿内侧的根部往下推到脚踝部，然后再从足后跟往上回推，通常每次推按 5~10 分钟。

（11）按压足三里穴：双手拇指的指尖按在足三里穴上，徐徐用力进行按摩。通常每次按摩 1~3 分钟。

需要强调的是，按摩疗法虽然安全有效，但临床中通常是与药物治疗、饮食调养等其他治疗调养方法配合应用的，以减轻或缓解身体酸困、心烦失眠等诸多不适，切不可过分强调按摩的作用而忽视配合其他治疗。

40 糖尿病患者如何通过自我按摩减轻心烦口渴、神疲乏力等症状？

咨询：我患糖尿病已多年，一直坚持服用降糖药，血糖控制得还不错，可近段时间总感觉心烦口渴、神疲乏力，想了好多办法，效果都不太明显，听说自我按摩能减轻这些症状，我准备试一试，请问糖尿病患者如何通过自我按摩减轻心烦口渴、神疲乏力等症状？

解答：自我按摩法通过局部按摩和对经络穴位的刺激来提高人体的自身免疫功能，改善大脑皮质功能，调节血糖代谢，改善血液循环，这对减轻或缓解糖尿病患者心烦口渴、神疲乏力等自觉症状，防止或减少糖尿病并发症的发生大有好处。

您患有糖尿病，一直坚持服用降糖药，血糖控制得还不错，但还是总感觉心烦口渴、神疲乏力，确实可以采用自我按摩的方法试一试。糖尿病患者的自我按摩包括头部按摩、腹部按摩、四肢按摩，具体如下。

（1）头部按摩：可以调节神经系统的兴奋与抑制，使兴奋与抑制达到新的相对平衡。常用的按摩方法有按摩迎香、按摩风池、头顶按摩以及其他按摩。

按摩迎香：拇指或中指尖部压在迎香穴上，双手微微颤动，徐徐用力。每次连续300~500次，频率控制在每分钟30次以上。

风池按摩：拇指指尖部压在风池穴上，其他四指自由摆动，微微用力，此法可舒筋活络，使气血通畅。每次连续200~300次，频率每分钟100次。

头顶按摩：用手指紧紧按着头顶部，微微颤动用力，此法可松弛大脑皮质，改善大脑血液循环。每次连续300~500次，频率每分钟100次，速度要快而有力。

其他按摩：在攒竹、太阳、晴明、百会、胰点（耳穴）、神门（耳穴）、内分泌（耳穴）处用按、点、推、叩、揉等手法进行按摩，通常每次每穴按摩1~3分钟。

（2）腹部按摩：主要是运用推、拿、摩、点等手法进行治疗。按摩腹部可以促进腹部血液循环和胃肠蠕动，加速消化和吸收，进而调节胰腺功能。按摩时双手平放在腹部，按顺时针方向做环形按摩，通常每次按摩5~10分钟，频率控制在每分钟60~90次。

（3）四肢按摩：以向心按摩为主，运用推、按、点、揉等手法进行按摩，以改善四肢微循环，促进新陈代谢，加速细胞对糖的吸收利用，从而降低血糖，改善自觉症状。四肢按摩包括上肢按摩、下肢按摩以及按足三里。

上肢按摩：一只手放在另一臂的内侧，从手腕部起，往里推到腋部。本法具有促进血液回流、改善心脏及肢体关节功能、活血化瘀、缓解上肢疼痛麻木等症状的作用。通常每次按摩3~5 分钟，每分钟按摩 70~100 次。

下肢按摩：双手从大腿内侧的根部往下推到脚踝部，然后再从足后根部往上回推。本法具有促进血液循环、活血化瘀、改善肢体关节功能、消除下肢疼痛麻木等症状的作用。通常每次按摩 5~10 分钟，每分钟按摩 50~80 次。

按足三里：用双手的拇指指尖部按在足三里穴处，徐徐用力进行按压。本法具有促进胃肠消化吸收、增强体质等作用。通常每次按摩 1~3 分钟。

41 怎样用延年九转保健按摩法调治糖尿病？

咨询：我今年 51 岁，前段时间确诊患有糖尿病，医生交代一定要注意控制饮食，坚持运动锻炼，按时服用降糖药，同时叮嘱我配合延年九转保健按摩法进行自我按摩，但具体怎么做没交代清楚，请您告诉我怎样用延年九转保健按摩法调治糖尿病？

解答：延年九转保健按摩法是以神阙、中脘、上脘、下脘穴为重点，自我按摩脘腹的一种方法。此法具有理气宽中、健脾和胃、调和气血、调整脏腑功能、促进机体新陈代谢等作用，对慢性胃炎、胃及十二指肠溃疡、胃肠功能紊乱、高脂血症、糖尿病、慢性胆囊炎等多种慢性病有较好的调治作用，也是糖尿病患者自我保健的好办法。

糖尿病患者若将延年九转保健按摩法与药物治疗、饮食调养和运动锻炼结合应用，可收到较为满意的降低、稳定血糖，缓解糖尿病患者自觉症状，防止或减少并发症的效果。

延年九转保健按摩法共分 9 节，具体操作如下。

（1）以两手食指、中指、环指 3 指按心窝（剑突下），由左向右顺摩圆，共转 21 次。

（2）以两手食指、中指、环指 3 指，由心窝顺摩圆而下，边摩边移，摩至耻骨联合处止。

（3）以两手食指、中指、环指 3 指，由耻骨联合处向两边分摩而上，边摩边移，摩至心窝两手交接为度。

（4）以两手食指、中指、环指 3 指，由心窝向下，直推至耻骨联合处 21 次。

（5）以脐为中心，用右手由左下向右上绕摩脐腹 21 次。

（6）以脐为中心，左手由右下向左上绕摩脐腹 21 次。

（7）以左手叉腰，拇指向前，其余 4 指向后，轻轻捏定，以右手食指、中指、环指，自乳下直推至大腿根 21 次。

（8）以右手叉腰，拇指向前，其余 4 指向后，轻轻捏定，以左手食指、中指、环指，自乳下直推至大腿根 21 次。

（9）自然盘坐，两手握拳分按两膝上，两足趾稍收屈，将上身自左前向右后旋转 21 次，然后再自右前向左后旋转 21 次，摇身时可以逐渐将身向前后倾出，即向前摇时可将胸肩摇出膝前，以至摇伏膝上，向后摇时也尽量后仰。

练习延年九转保健按摩法时要凝神静虑，初作轻摩缓动，呼吸自然，姿势 1~8 节以正身仰卧为主，也可采取自然站式。依次做完前 8 节为 1 度，每次可做 2~3 度，最后以第 9 节摇身为止。通常每日做 1~3 次，不要间断，做第 9 节时不可急摇用力，同时孕妇不宜应用。

42 怎样用背部推按法调治糖尿病合并高脂血症？

咨询：前段时间单位体检发现我血糖、血脂异常，后来确诊为糖尿病合并高脂血症，医生让我在控制饮食、坚持运动锻炼的基础上用降糖、降脂药。听说配合背部推按法能调治糖尿病合并高脂血症，我想试一试，请问怎样用背部推按法调治糖尿病合并高脂血症？

解答：背部推按法以背部为重点进行按摩，具有活血化瘀、疏通经络、缓急止痛、调整脏腑功能、促进新陈代谢、改善血糖和血脂代谢等作用，是临床常用的保健养生按摩法之一。糖尿病患者，尤其是糖尿病伴发高脂血症的患者，坚持应用背部推按法进行按摩，可改善血糖和血脂代谢，对降低和稳定血糖、血脂大有好处。背部推按法通常每日操作 1~2 次，具体操作如下。

患者取坐位或俯卧位，术者立于患者背后或适当位置，由上而下进行操作。用两手食指和中指按住患者的两肩井穴，用右手拇指缓推风府、哑门穴 10~15 次，之后用左右手拇指共同按住大椎穴，并用力按压，使患者感觉有气下行为止，时间约半分钟至 1 分钟。

然后用两手食指和中指按住患者的两肩井穴，两手拇指按住两风门穴揉拨，时间约 1 分钟；而后用右手拇指和食、中指按住两风门穴部位的大筋，用左手拇指和中指先扣按两肺俞穴，时间约半分钟，再扣按两膏肓穴部位的筋不动，右手拇指和食指、中指顺背伸肌向下按拨，到两膏肓穴即扣住不动，随即用左手拇指和中指按住两脾俞穴部位的大筋，右手拇指和食、中指由膏肓穴顺其背伸肌向下按拨至两脾俞穴为止。

接着用右手中指按住大椎穴部位，用左手拇指、食指和中指扣按住肾俞穴部位，往里合按住不动，时间约 1 分钟；继而用两手掌从上到下顺推脊背部 3~4 次。然后先用右手拇指按压患者第 6 颈椎右侧面的血压点（第 6 颈椎旁开 2 寸）半分钟，再用左手拇指按压第 6 颈椎左侧面的血压点半分钟；用双手拇指按压大椎穴，双手中指按压两肩井穴，时间约 1 分钟。最后用双手拇指按压两肺俞穴，同时向上提拨 1 分钟，结束治疗。

43 怎样用三线循经按摩法调治糖尿病合并高血压？

咨询：我患糖尿病、高血压已6年，一直坚持服药治疗，血糖、血压控制得都不错，但还是时常感到身困乏力、头胀头痛。听说配合三线循经按摩法能缓解糖尿病合并高血压引起的身体不适，我想了解一下，请问怎样用三线循经按摩法调治糖尿病合并高血压？

解答：三线循经按摩法以穴位为重点，从身体两侧、前部、背部由上到下进行按摩，坚持应用具有活血化瘀、疏通经络、调和阴阳气血、调整脏腑功能、促进新陈代谢、改善大脑自主神经功能、纠正血糖和血脂代谢紊乱、降低稳定血压等作用，是糖尿病患者尤其是糖尿病伴发高血压患者常用的按摩方法之一。

您患有糖尿病、高血压，一直坚持服药治疗，血糖、血压控制得都不错，但还是时常感到身困乏力、头胀头痛，确实可以配合三线循经按摩法进行调治，以缓解身困乏力、头胀头痛等身体不适。

采用三线循经按摩法，操作时患者应取适当的体位，五指并拢，用双手掌或单手掌擦法，按两侧和前、后3条线的顺序，自上而下用指腹和手掌擦摩，反复进行3~6次，通常每日操作1~2遍。

（1）第一条线：从头两侧的头维穴开始，向下按头两侧→颈两侧→两肩→两上肩→肘关节→两前臂→腕关节→两手→十指的顺序，依次擦摩，并依次点揉头维、承灵、风池、肩井、肩髃、曲池、内关穴各20秒。

（2）第二条线：从面部的印堂穴开始，向下按面部→颈前→胸部→腹部→两大腿前部→膝关节→两小腿前部→足背→十足趾→两小腿内侧→两大腿内侧的顺序，依次擦摩，并依次点揉印堂、承浆、廉泉、膻中、中脘、气海、髀关、犊鼻、条口、解溪、厉兑、三阴交、阴陵泉、箕门穴各20秒。

（3）第三条线：从头部的后顶穴开始，向下按后顶部→项部→背部→腰部→两大腿后部→腘窝→两小腿后部→足跟→足心的顺序，依次擦摩，并依次点揉后顶、风府、大椎、身柱、命门、阳关、承扶、委中、承山、涌泉穴各20秒。

44 怎样用腹部自我保健按摩法调治糖尿病伴发的便秘？

咨询：我患糖尿病多年，近3年来经常大便秘结，每于便秘时就服麻仁润肠丸，开始效果还不错，可最近加大用量效果也不太好，我担心这样下去会引发其他病变，听说腹部自我保健按摩法能调治，请问怎样用腹部自我保健按摩法调治糖尿病伴发的便秘？

解答：腹部自我保健按摩法采用点穴法、掌推上腹、摩全腹、摩小腹以及双擦少腹相结合的方法进行按摩，具有补脾健胃、消食导滞、补益气血、理气止痛、通二便等作用，尤其对改善消化系统功能最为明显，坚持应用对习惯性便秘、老年性便秘均有一定的治疗效果。糖尿病患者，尤其是中老年糖尿病患者，由于肠蠕动功能减退，很容易伴发便秘，而腹部自我保健按摩法是调治糖尿病患者伴发便秘的有效办法之一。

腹部自我保健按摩法通常每日按摩 1~2 次，7~10 日为 1 个疗程，也可连续按摩，具体按摩方法如下。

（1）点穴法：依次点上脘、中脘、下脘、天枢、气海、关元穴，点上脘、中脘、下脘穴时采取仰卧位，以右手屈掌指关节，伸指间关节，中指指间关节微屈，并与相邻的两指分开，以食、中、环指分别着力于上脘、中脘、下脘的同一水平线上，呼气时颤点 3 穴 6~9 次，之后用中指指端在呼气时向下用力，点气海、关元、天枢穴 6~9 次。

（2）掌推上腹：以一手掌根部置于剑突下，由上向下经胃脘部推至脐上 10~15 次。

（3）摩全腹：用手掌自左上腹开始，以脐为中心，按顺时针方向与逆时针方向摩全腹各 36 次。

（4）摩小腹：摩小腹时双掌重叠，自左侧开始，以关元穴为中心，按顺时针方向与逆时针方向摩小腹各 36 次。

（5）双擦少腹：用两手小鱼际由髂前上棘向耻骨联合方向同时擦，以局部透热为度。

45 如何用简单自我按摩助眠法调治糖尿病伴发的失眠？

咨询：我患糖尿病已多年，一直服用降血糖药治疗，血糖控制较满意，但近1年来经常失眠，治疗失眠的药没少吃，就是不见好，前天有位病友说简单自我按摩助眠法很管用，请问如何用简单自我按摩助眠法调治糖尿病伴发的失眠？

解答：简单自我按摩助眠法包括揉神门、运百会、按脘腹、按涌泉、按颞侧、推胫骨及抹眼球，具有调和脾胃、镇静安神助眠之功效，坚持练习能有效改善睡眠，适宜于治疗调养各种类型的失眠。糖尿病多发于中老年人，常伴有失眠，坚持应用简单自我按摩助眠法进行调治，对糖尿病患者伴发的失眠有较好的疗效，下面是其具体练习方法，您可以坚持按摩一段时间试一试。

（1）揉神门：具有宁心安神的作用。操作时患者取坐位，左手食指、中指相叠加，按压在右手神门穴上，按揉2分钟后再换右手操作；或用大拇指按压两侧神门穴各5~10次。按揉或按压神门穴后，可采取平时睡眠的习惯姿势，配合呼吸缓慢加深，渐渐入睡。

（2）运百会：具有安眠定神之功效。操作时患者取卧位，两手轮流以食、中指指腹按揉百会穴50次（或1分钟）。手指用力不能过重。

（3）按脘腹：具有理气和胃助眠的功效。操作时患者取卧位，左右手分别横置于上腹部中脘穴和下腹部关元、气海穴，配合呼吸，呼气时按压中脘穴，吸气时按压气海、关元穴，持续操作 2 分钟；或用两手食指、中指叠加按压以上 3 个穴位各 50 次，以轻度揉压为宜。

（4）按涌泉：具有平衡阴阳气血之功效，坚持按压能改善睡眠。操作时患者取平坐位，两侧中指指腹分别按压在两足底涌泉穴上，随一呼一吸，有节律地各按压 1 分钟；或按揉该穴 100 次。

（5）按颞侧：具有安神助眠之功效。操作时患者取坐位，两手拇指按压两侧风池穴，两手小指按在两侧太阳穴上，其余手指各散放在头部两侧，手指微屈，然后两手同时用力，按揉局部约 1 分钟。

（6）推胫骨：具有调和脾胃、宁心安神之功效。操作时患者取坐位，两手虎口分别卡在双膝下，拇、食指按压阳陵泉穴和阴陵泉穴，然后向下用力推动，在过足三里和三阴交两穴时加力按压，这样一直推到踝部，反复操作 10~20 次；或按揉足三里、三阴交穴各 50 次。

（7）抹眼球：具有调养心气的作用，坚持应用有助于治疗失眠。操作时患者取卧位、闭眼，将两手中指分别放于两眼球上缘，两手环指分别放在眼球下缘，然后在眼内外眦之间来回揉抹 20~30 次，用力要轻。

以上各法，每晚可任选 1~3 种，在睡前 1 小时内进行自我按摩，若能持之以恒，绝大多数失眠者可有效缓解失眠。同时躺下之后还需平心静气，排除杂念，闭目，默念松静，逐渐松弛全身肌肉，使身心自然、轻松、舒适。

第三章 自我调养糖尿病

俗话说，“疾病三分治疗、七分调养”，这足以说明自我调养在疾病治疗康复中所占地位的重要性。如何选择适合自己的调养康复手段，是广大糖尿病患者十分关心的问题。本章详细解答了糖尿病患者自我调养康复过程中的常见问题，以便在正确治疗的同时，选择合适的调养和康复手段，只有这样，才能降低、稳定血糖，最终达到长寿的目的。

01 糖尿病患者能长寿吗？

咨询： 我母亲患有糖尿病，去世时年仅67岁。我今年42岁，5年前确诊患有糖尿病，3周前因并发酮症酸中毒住院，现在虽然已出院，但医生让我坚持服药，并说不可大意，我很担心，请问糖尿病患者能长寿吗？

解答： 您的心情我完全理解，糖尿病是一种严重危害人们健康和生活质量的常见病、多发病，也是引发心脑血管、周围神经以及肾脏、眼部等病变的危险因素。一旦罹患糖尿病，若血糖控制不好，容易出现各种急、慢性并发症，会大大影响寿命。因此人们常有糖尿病患者还能不能照样长寿的疑问，而且大多数糖尿病患者认为患上了糖尿病，不仅整天需要吃药，寿命也会受影响。其实这种顾虑是多余的，如果糖尿病能及早发现、正规治疗、无并发症，注意日常调养，预后是良好的，糖尿病患者照样能长寿。

为了让糖尿病患者走上长寿之路，糖尿病患者除了做到日常生活有规律外，还应注意以下几个方面。

（1）树立战胜疾病的信心：糖尿病患者要树立战胜疾病的坚定信心，以积极的态度面对疾病、面对晚年，积极致力于疾病康复。同时要实事求是地认识和处理心理、社会事件，消除过高要求和激烈竞争事件，克服过分喜悦、愤怒、焦虑、恐惧等因素，学会自我控制情绪，保持良好心态。愿所有糖尿病患者时时都能心情舒畅，天天都有好心情，积极配合治疗。

（2）遵从医嘱坚持治疗：做好病情监测，在医生的指导下定期进行血糖、尿糖、糖化血红蛋白、血脂、尿微量白蛋白、血压、心电图、体重、眼科检查等，随时掌握病情的变化，遵从医嘱，坚持治疗。要根据血糖变化情况随时调整治疗方案，使药物治疗和生活起居更具针对性，宜采取中西医结合的方法，根据病情需要坚持应用有科学依据、有预防治疗作用的中西药物，使血糖、血脂、血压维持在正常水平，用药切不可“三天打鱼，两天晒网”。

（3）合理安排日常饮食：饮食调养在糖尿病的治疗康复中占有十分重要的地位，日常饮食要科学合理，注意饮食营养应均衡、全面，尤其要纠正挑食、偏食、不按时进食等不良饮食习惯，戒除吸烟、饮酒，严格按照糖尿病患者每日所需的热能定时、定量饮食，同时也可根据自己的病情需要选用药膳进行调理。

（4）适当进行运动锻炼：适当运动锻炼可增加机体对胰岛素的敏感性，改善脂类代谢，控制体重，改善心、肺功能，降低血压，增强体质，并且有利于控制血糖，是糖尿病患者自我调养的重要手段，因此糖尿病患者一定要重视适当运动。需要注意的是，糖尿病患者一定要在医生的指导下根据病情需要合理安排运动，以免病情加重。

总之，糖尿病患者绝不能悲观失望，要保持良好的心态，坚持与疾病做斗争。只要坚持长期正确的治疗，使病情得到满意控制，防止和减少并发症，糖尿病患者同样可以和正常人一样尽享天年。

02 糖尿病患者的饮食调养包含哪些内容?

咨询：我患糖尿病已多年，以前总认为糖尿病患者的饮食调养就是控制饮食量和不吃含糖量高的食物，现在才知道糖尿病患者的饮食调养包括很多内容，请您给我说说糖尿病患者的饮食调养包含哪些内容?

解答：事实上，糖尿病患者单纯控制饮食量和不吃含糖量高的食物是片面的，饮食调养和限制饮食不同，糖尿病患者进行饮食调养的目的是既要保证获得全面的营养，又要保证摄入的总热量不超过标准，并且所进食的食物还有助于降低和稳定血糖，预防和减少并发症的发生。为了达到上述目的，糖尿病患者的饮食调养应包括控制热能、合理配餐、少量多餐、高纤维饮食、清淡饮食、选用药膳等。

（1）控制热能：控制总热能是糖尿病饮食调养的主要内容。食物产生的能量称热能，也叫热量，每天摄入的食物产生热能的总和就是总热能。人如果不从食物中获取热能，就不能维持正常的生命活动，但若获取的热能过多，超过人维持生命活动所需的热能，则用不了的热能会生成过多脂肪，使体重增加，进而带来一系列问题，如增加患糖尿病的发病率或使糖尿病病情加重等。因此，糖尿病患者要对每天摄入食物所产生的总热能进行控制。在进行总热能控制时，对主食、副食、零食、食用油的食入都要控制，但是也要合理控制，即根据个人的营养需求不多吃，但也不能过分控制。

（2）合理配餐：在控制总热能的同时，还应注意对摄入的食物成分加以控制，做到合理配餐，即糖类、蛋白质和脂肪类食物要搭配合理，不要多食动物性食品，要以粮食为主。

（3）少量多餐：糖尿病患者的饮食调养还应做到少量多餐，一天不少于三餐，一餐不多于100克。也就是说每天可吃5餐、6餐，每餐少吃些，而不要只吃1餐、2餐，每餐却吃得很多。因为若一餐吃得特别多，则餐后血糖特别容易升高，而且多吃几餐也不容易发生强烈的饥饿感。掌握早餐吃好、中餐吃饱、晚餐吃少的“黄金分割段”原则，对调养糖尿病是十分有益的。

（4）高纤维饮食：要注意多吃高纤维素饮食，如粗粮、蔬菜等，若血糖控制较好，可有选择地适当吃一些水果。

（5）清淡饮食：“清”就是少油的意思，“淡”就是不甜不咸的意思，甜了容易升高血糖，咸了容易升高血压，不利于调养糖尿病，所以糖尿病患者饮食宜清淡。

（6）选用药膳：选用药膳调治疾病是中医的一大特色，根据中医辨证论治的理论选用适宜的药膳进行饮食调养，对控制糖尿病是十分有益的。

03 怎样根据总热能控制的要求安排好膳食?

咨询: 我是糖尿病患者,我知道糖尿病患者的饮食调养必须控制饮食量以限制总热能,但具体饮食量以多少为合适,如何安排好自己的日常膳食,我并不太清楚,请您给我讲一讲怎样根据总热能控制的要求安排好膳食?

解答: 总热能控制是糖尿病患者饮食调养中最重要的一个环节,可以说饮食调养的第一个内容就是总热能控制,所以一定要按照总热能的控制要求安排自己的膳食。总热能控制的目的是控制体重,因为您目前实际测量的体重不一定是理想的,即便是理想的,也要通过有目的的饮食调整,保持理想的体重。

在进行总热能控制时,不但要知道自己的理想体重应该是多少,还要将自己实际测量的体重与理想体重进行比较,判断自己是否属于肥胖或消瘦,同时要知道自己的劳动强度有多大,然后根据理想体重和劳动强度计算自己每日需将总热能控制在什么水平,再以上述判断为基础根据各种食物可以产生的热能计算出自己每日可以摄入的食物量,或利用医学专家提供的总热能食谱安排各种食物的量,这样就可以做到控制总热能了。具体步骤如下。

(1)简单估算自己的理想体重:理想体重的计算方法是:理想体重(千克)= 身高(厘米)−105。如刘某身高 175 厘米,其理想体重为 175−105=70 千克。

（2）根据理想体重判断自己是否肥胖或消瘦：先将自己的实际测量体重与理想体重做比较，即计算实际测量体重与理想体重的差值与理想体重的比值。医学上规定，实际测量体重比理想体重高 20% 即为肥胖，而实际测量体重比理想体重低 20% 者即为消瘦。如刘某身高 175 厘米，实际测量体重为 88 千克，理想体重为 70 千克，（88−70）÷70=25.7%，即实际测量体重超过理想体重 25.7%，属于肥胖。

（3）确定自己的劳动强度有多大：劳动强度可分为卧床、轻体力、中体力和重体力。办公室工作和干家务属轻体力劳动强度，建筑工地工人的劳动和干农活的劳动属重体力劳动强度，体力支出在轻体力劳动和重体力劳动之间的属中体力劳动强度，糖尿病患者可根据每天的活动情况确定自己的劳动强度。

（4）确定自己每日需将总热能控制在什么水平：根据自己的体重和劳动强度，按下表就可以确定自己每日需将总热能控制在什么水平了。表 1 所表示的就是不同劳动强度下正常人、肥胖者和消瘦者每日需要的总热量。

表 1　每日所需总热量表（单位：千焦 / 千克体重）

	卧床	轻体力劳动	中体力劳动	重体力劳动
消瘦	87.9~104.6	146.4	167.4	167.4~188.3
正常	62.8~87.9	125.5	146.4	167.4
肥胖	62.8	87.9~104.6	125.5	146.4

例如前面所说的刘某从事的是中等体力工作，因其属于肥胖，故通过表 1 可知其每日总热量应控制在 125.5 千焦 / 千克体重，而其理想体重应为 70 千克，故他每日总热能应控制在

8785 千焦，计算过程为 125.5×70=8785 千焦。

（5）确定每日可以摄入的食物量：根据自己每日可以接受的总热能数值，找到自己可以接受的总热能数值最接近的食谱，按照该食谱安排自己每天的食物量，即是根据总热能控制的要求安排的膳食。

只要按照上述步骤耐心计算，就可以科学地控制好自己每日饮食所产生的总热能了。

04 什么是食品交换份法？怎样使用食品交换份？

咨询：我是糖尿病患者，平时十分重视饮食调养，前天听朋友说在糖尿病的饮食调养中有食品交换份法，通过食物交换份不仅可控制总热能，还可使膳食多样化，请问什么是食品交换份法？怎样使用食品交换份？

解答：食品交换份法是北京协和医院糖尿病组根据我国居民的饮食习惯、人的营养需求建立的一种科学安排膳食的方法。使用食品交换份法安排膳食可以使糖尿病患者既能保证控制总热能，又能使其膳食多样化，避免因饮食控制造成的膳食单调。

食品交换份法提出了食品“份”的概念，如 25 克大米、50 克鸡肉、500 克白菜分别为 1 份。因为按照合理配餐的原则，人每天需要吃各类食物，所以食品交换份法将食物分成若干类，并规定了不同总热能需求的人每日应该食入各类食品的总份数和各类食品的具体份数。如一个每日总热能应控制在6694.4千焦的人，每日食入各类食品的总份数应该为18份，其中谷类9份、蔬菜类1份、肉类3份、奶类1.5份、水果类1份、油脂类2.5份。

按照食品交换份法，同类食品可以按照份数相等的原则进行交换，这种交换叫作食物的等值交换。如25克大米和100克马铃薯都为1份，所以在确定谷类（粮食类）食品时，25克大米和100克马铃薯可以互相交换，也就是说可以吃25克大米或吃100克马铃薯。但是应当注意不同类食物之间不可互换，如25克大米是不可以和500克白菜互相交换的。

食品交换份提供了376.6千焦热能的各种食物的重量，以便于糖尿病患者在日常生活中自由调换，这样既可使饮食种类丰富多样，又不至于使热能摄入过多或过少。食品交换份将食物按其所含营养成分的比例分为6类，各类食物可提供同等热能（376.6千焦）的重量，以便交换使用，主要包括以下几种食物。

（1）1份主食：包括大米、面粉、小米、高粱、玉米、燕麦、荞麦、各种干豆及干粉条等各25克，豆腐类食品100克。

（2）1份新鲜蔬菜：各种绿叶蔬菜、茄子、西红柿、菜花、黄瓜、丝瓜、苦瓜、冬瓜500克，扁豆、洋葱、胡萝卜等200~250克，毛豆和各种根茎类蔬菜100克。

（3）1份新鲜水果：各种水果约200克，西瓜500克。

（4）1份生肉或鲜蛋类食物：各种畜肉类25~50克，禽肉类约70克，鱼虾类80~120克，鸡（鸭）蛋1个或鹌鹑蛋6个。

（5）1份油脂类食物：约10克。

（6）1份坚果类食物：15克花生或核桃仁，25克葵花子、南瓜子，40 克西瓜子。

05 糖尿病患者主食吃得越少越好吗？

咨询：1 周前单位体检时发现我空腹血糖高于正常，经进一步检查确诊为 2 型糖尿病，医生叮嘱我要按时服药，加强运动锻炼，并注意控制饮食，少吃主食，我知道糖尿病患者控制饮食的重要性，但不清楚如何控制主食，请问糖尿病患者主食吃得越少越好吗？

解答：糖尿病患者控制主食是必要的，但并不是说主食吃得越少越好。一些糖尿病患者长期采取不正确的“饥饿疗法”，认为不吃或少吃就对治疗糖尿病有利，有些患者认为糖尿病的饮食控制只是控制主食，而不控制副食，甚至不敢吃主食，以肉类代替，其实这些认识都是错误的。糖尿病患者饮食调养的要求是根据个人的不同情况，按照饮食调养的原则，做到主、副食搭配，合理饮食，并不是主食吃得越少越好。

（1）葡萄糖是体内能量的主要来源，若不吃主食或进食过少，葡萄糖来源缺乏，体内就必然要动用脂肪，脂肪分解生成脂肪酸，在体内氧化后释放出能量。由于脂肪酸产生过多，常伴有酮体生成，经肾脏代谢排泄，尿中可出现酮体。因此无论正常人还是糖尿病患者，都应每日适量进食主食，主食吃得过少对身体是不利的。

（2）不吃主食可使机体处于饥饿状态，为了补充体内所需热能，只能动员机体中蛋白质、脂肪进行糖异生，这样容易导致高脂血症、酮症、饥饿性高血糖，同时不吃主食可导致基本营养素减少，从而使患者抗病能力下降，容易出现各种并发症，使病情反复或加重，给治疗带来困难。

（3）副食摄入过多也影响控制血糖：主食是血糖的主要来源，应该严格控制，但是副食如肉类、豆类、花生、植物油等都富含蛋白质和脂肪。蛋白质在人体代谢过程中有 58% 变成葡萄糖，脂肪在人体代谢过程中有 10% 变成葡萄糖，因此若副食不加控制、摄入过多，也可使血糖升高。另外，大部分副食含有较多脂肪，可产生较高的热能，如 50 克花生产生的热能等于 100 克粮食所产生的热能，可见副食摄入过多，容易使能量过剩，对控制血糖也不利。

06 糖尿病患者在饮食控制时感到饥饿怎么办？

咨询：我今年 48 岁，原来胃口很好，吃饭也多，自从 3 周前查出患有 2 型糖尿病后，就按照医生的要求控制饮食，可是在这个过程中却经常有饥饿感，请问糖尿病患者在饮食控制时感到饥饿怎么办？

解答：您的这种情况在刚患糖尿病的患者中经常可以碰到。糖尿病患者在饮食控制时，尤其是在开始阶段，按照规定数量的食物用餐后经常会感到饥饿，出现这种情况应当怎么办呢？

糖尿病患者在饮食控制时如果感到饥饿，总的原则是要正确看待饮食控制而出现的饥饿感，坚持饮食调养，并采取一些适当的措施以在一定程度上减少饥饿感。如果饥饿感轻微、不是低血糖反应，则建议主要还是进一步加强自我管理，千万不要因为饥饿而增加饭量，或干脆完全放弃饮食控制。如果饥饿感较重，则可以适当增加充饥副食，选用低热能、高容积、含糖量 4% 以下的蔬菜，如紫菜薹、油菜、苦瓜、冬瓜、黄瓜、小白菜、大白菜、小红萝卜等，肾功能正常者可适当增加豆腐等豆制品。含糖量在 4%~10% 的蔬菜、水果也可适当食用，如扁豆、白萝卜、草莓、柠檬、樱桃等。同时，应控制食用含糖量超过 10% 的蔬菜，如山药、马铃薯、芋头、青豆、蚕豆、香菇等，并且应按食入数量及其含糖量适当减少主食的摄入。

另外，将含糖量高的蔬菜洗净切碎后，放入适量的水中煮 15 分钟，将煮菜用的水倒去，然后加水再煮，这样重复 3 次，使菜中的糖类溶于水中而被弃去，再加适量植物油、食盐等调味品烧、煮蔬菜，可供充饥食用。肉汤或其他汤类冷却凝固后，去掉上面一层油皮后再加热，冷却后再去掉上层油皮，亦可供糖尿病患者充饥食用。

07 糖尿病患者可以灵活加餐吗?

咨询: 我今年 48 岁，患 2 型糖尿病已 3 年，自从患糖尿病后，除坚持服用降糖药二甲双胍外，还特别注意控制饮食，但时常有饥饿感，有人说饥饿时可以加餐，也有人说不能加餐，我心里很矛盾，请您告诉我**糖尿病患者可以灵活加餐吗?**

解答: 您的这个问题很有普遍性，很多糖尿病患者常有这样的疑问:“天天讲糖尿病要控制饮食，灵活加餐正确吗?”其实糖尿病患者是可以灵活加餐的。灵活加餐对防止糖尿病患者出现低血糖反应很重要，特别是皮下注射胰岛素后的患者，有可能出现血糖大幅度回落，应当特别注意。糖尿病患者一般可在上午 9~10 时，下午 3~4 时，以及晚上睡前加 1 次餐。加餐应以一些含优质蛋白质的食物为主，这样既可以减少正餐主食及其他糖类的用量而防止餐后血糖升高，又可以防止胰岛素作用较强时引起的低血糖反应。

有些糖尿病患者病情不稳定，常有心悸、手抖、多汗、饥饿等低血糖反应，此时应立即吃 1 块糖或 50 克馒头，以缓解发作。发作前如能少量加餐，常可使血糖保持在相对稳定的状态，从而预防低血糖反应的发生。偶然发生低血糖反应时，可立即饮用易于吸收的果汁、糖水或吃少量糖果、馒头等来缓解，但不可经常采用这种方法，如经常出现低血糖症状，要及时请医生调整饮食和药物。

另外，生活不规律，吃饭不定时（如出差、旅游等），更容易引起血糖的变化，因此要注意随身携带一些方便食品，如奶粉、方便面、咸饼干等，以便随时灵活加餐。

08 饮食控制是只控制主食而对副食可不加控制吗？

咨询：我半年前查出患有糖尿病，我知道糖尿病控制饮食的重要性，所以对主食和副食都严格控制，但经常会有饥饿感，前天有人告诉我饮食控制主要是控制主食，对副食没必要太在意。请问**饮食控制是只控制主食而对副食可不加控制吗？**

解答：有些糖尿病患者认为，饮食控制是只控制主食而对副食可不加控制，吃饭时不敢多吃主食，但因为吃不饱，经常会饿，所以就吃很多副食，其实这种观点是错误的。

主食是血糖的主要来源，当然应该严格控制。但是有相当一部分副食，如肉类、豆类、花生、植物油等，也富含蛋白质和脂肪，蛋白质在人体代谢过程中有 58% 转变成葡萄糖，脂肪在人体代谢过程中有 10% 转变成葡萄糖，因此副食如果不加以控制而摄入过多也可使血糖升高。另外，大部分副食含有较多脂肪，产热量很高，如 50 克花生产生的热量等于 100 克粮食所产生的热量，若摄入过多的副食，则机体热能过盛，容易增加体重，对血糖的控制也是相当不利的。可见，糖尿病患者的饮食控制不仅是要严格控制主食，而且对副食也应有适当控制。

需要注意的是，糖尿病患者应该强调饮食结构的合理性，三大营养素的组成比例要合理，在总热量确定的前提下，适当提高糖类含量，保证足够的蛋白质供应，减少脂肪特别是动物脂肪的摄入，限制胆固醇的摄入。

09 糖尿病患者能吃甜食吗？

咨询：我今年47岁，平时很喜欢吃甜食，自从半年前查出患有糖尿病后，凡是甜食一概不敢吃，害怕病情加重，现在我的空腹血糖和餐后血糖控制得都比较理想，也很想吃一些甜食解解馋，可是心中顾虑重重，麻烦您告诉我糖尿病患者能吃甜食吗？

解答：吃是人生的一大乐趣，但按以往糖尿病患者必须禁糖的观点，不仅糖不能吃，而且大量与甜味相关的食物都不能吃。时间长了，患者想吃甜食的欲望越来越强烈，于是为适应这种需求，各种号称“无糖”“代糖”的甜味食品、饮料、糖果便应运而生，那么糖尿病患者能吃甜食吗？糖尿病患者该不该吃这些食品？应该怎样吃才科学？

首先，要明白这些食品不具备降糖药物的功效，只能改变糖尿病患者的口味，提高糖尿病患者的生活质量，因而不能轻信产品厂家的夸大宣传。其次，在选用这些食品时应考虑饮食的需要，不能过量，必要时应向营养师、医生咨询。实际上，糖尿病患者主要是不能吃含蔗糖和葡萄糖的食物，而对于用蛋白糖、木糖醇、阿巴斯甜等制作的食品是可以适当摄入的。目前市场上有两大类人工甜味剂，一类是仅含微量热能或不含热能的人工甜味剂，如糖精、阿斯巴甜、蛋白糖、舒卡糖、甜味菊苷等；另一类是含有一定热能的人工甜味剂，如木糖醇、山梨醇、麦芽糖醇、果糖、乳糖等，由于它们的代谢过程与蔗糖不同，因此糖尿病患者可适量食用。美国糖尿病学会目前推荐使用的人工甜味剂是两种非热能糖，即糖精和阿斯巴甜，我国尚无对人工甜味剂的推荐。

值得注意的是，国内有些新产品广告中宣传的“无糖”只是无蔗糖，却加入了大量的果糖、乳糖等，其热能并未减少，糖尿病患者在选用前，一定要看清说明书。另外，无论是食用无糖糕点、奶制品，还是饮料、水果糖，都必须计入日常糖尿病食谱的总热能之内，并相应减少其他饮食，以使每日的总热能保持平衡。

10 糖尿病患者饮酒有什么危害?

咨询：我今年44岁，平时喜欢饮酒，今年检查发现患有2型糖尿病，医生告诉我以后最好不要饮酒，但由于工作原因我不得不经常与客户喝酒，每次喝酒时我都很矛盾，担心会使病情加重。我想知道**糖尿病患者饮酒有什么危害?**

解答：这里首先告诉您，医生让您以后最好不要饮酒是十分必要的。饮酒对糖尿病患者来说，有百害而无一利，奉劝您今后一定要控制饮酒，最好是戒酒。

酒文化在我国源远流长，酒是亲朋相聚、节日喜庆常用的饮品。人们宴请宾客好友之时，多是美酒飘香之际，推杯换盏，其乐融融，大有不醉不休之势，殊不知，嗜物均应有“度”，适之则有宜，过之则有害，饮酒亦然，少饮有益，多饮则遗患无穷。

酒的品种很多，有果酒、啤酒、黄酒、白酒、红酒等。对一个健康人来说，少量、间断饮用一些低度的优质酒，能提神、助消化、暖胃肠、御风寒、活血通络，对人的健康是有益的。但是饮酒无度或经常饮用含酒精浓度高的烈性酒，对人体有百害而无一利。对糖尿病、高血压、慢性肝病、冠心病等慢性病患者来讲，需特别注意，为了健康，应谢绝饮酒。饮酒对糖尿病的危害是多方面的，不但不利于降低、控制血糖，还易引发并发症。

（1）饮酒对糖代谢的影响：酒精对糖代谢的影响与机体的营养状态有关，营养状况好时饮酒可促使血糖升高；饥饿及营养状况欠佳时，饮酒则无升血糖作用，甚至使其下降。肝糖原储藏充足时，酒精可促进糖原分解及抑制葡萄糖利用，使血糖升高；肝糖原储藏不足时，酒精可使糖异生受阻，易发生低血糖。

（2）饮酒可发生血脂紊乱：饮酒容易引发血脂代谢紊乱，其主要改变为血中三酰甘油及低密度脂蛋白胆固醇浓度升高。临床证明，糖尿病患者饮酒不但易致血脂代谢紊乱，而且持续时间长，不实施饮食治疗者尤甚。

（3）常饮酒可使血糖失控：糖尿病患者在饮酒时，吃一些糖类食物，血糖即可升高，易使糖尿病失去控制。常饮酒而不吃食物，可抑制肝糖原分解，使血中葡萄糖量减少，出现低血糖症状。

（4）饮酒易致酮症酸中毒：糖尿病患者因过量饮酒引起的糖尿病酮症酸中毒并不少见。

（5）饮酒可造成肝脏损害：糖尿病患者由于糖代谢紊乱，不能像正常人那样在肝脏内贮存葡萄糖，所以肝脏的解毒能力较差，而酒精在体内是由肝脏解毒的，因此长期大量饮酒可造成肝脏严重损害。

（6）饮酒引发的其他危害：用胰岛素治疗的糖尿病患者，空腹饮酒易出现低血糖；用磺脲类降糖药治疗的糖尿病患者，饮酒可引起心慌气短、面颊发红等症状，同时酒精能耗竭肝糖原贮备，抑制糖异生而加重磺脲类降糖药的低血糖效应。糖尿病患者患高血压、冠心病、动脉硬化等心脑血管病的发病率较高，发病年龄早，病情发展快，长期大量饮酒会加速病情进展且容易引发各种并发症。

基于上述情况，糖尿病患者最好不要饮酒，如欲饮酒，只能少量饮用酒精浓度低的啤酒、果酒，并且要计算热能，不要空腹饮酒。必须提出的是，重症糖尿病患者，合并有肝胆、心脑血管疾病的糖尿病患者，以及正在使用胰岛素的患者，一定要严禁饮酒。

11 为什么糖尿病患者宜多吃高纤维素食物？

咨询： 我今年50岁，体形偏瘦，前天查出患有2型糖尿病，本想多吃一些有营养的食物补养，可医生不让，反而要求我注意控制饮食，适当多吃一些含高纤维素的食物，我很疑惑，请问**为什么糖尿病患者宜多吃高纤维素食物？**

解答： 近年来，随着人们生活水平的不断提高，饮食结构发生了较大的变化，由于过多地摄入肉类、细粮等高脂肪、高蛋白、高热能食品，导致高脂血症、高血压、动脉粥样硬化、糖尿病、冠心病等疾病的发病率明显增加。而富含膳食纤维食物的清肠利胃、降脂降压、防治糖尿病等保健祛病功能逐渐被人们所认识，现今已经成为糖尿病、高血压、高脂血症等慢性病患者青睐的保健食品，所以糖尿病患者宜多食富含膳食纤维的食物。

据分析，植物纤维素是一种多糖类，由1800~3000个葡萄糖分子组成，由于人类的消化液中缺乏催化这种纤维素分解的酶，所以其不易被人体消化吸收。正因为如此，人们在吃含纤维素多的食品时，首先需经较长时间的咀嚼而促进唾液分泌，有利于食物的消化分解；其次纤维素可增加饱腹感，起到较好的节食减肥作用，这对治疗调养糖尿病十分有利；另外，其可推动粪便和肠内积物蠕动，增加肠液以祛积通便，清洁肠道，促进脂质代谢，从而起到降脂降压、改善血糖代谢等作用。同时，高纤维素食物有助于肠内大肠埃希菌合成多种维生素，还可通过延缓胃排空、改变肠转运时间、可溶性纤维在肠内形成凝胶等作用而使糖类的吸收减慢，亦可通过减少肠激素如抑胃肽或胰升糖素分泌，减少对胰岛 B 细胞的刺激，减少胰岛素释放与增高周围胰岛素受体的敏感性，使葡萄糖代谢加强。

此外，糖尿病患者常伴有便秘，保持大便通畅是调治糖尿病的重要一环，而纤维素具有保持大便通畅、防病保健的作用。因此，糖尿病患者宜多吃高纤维素食物。

总之，糖尿病患者多吃高纤维素食物，不仅可改善高血糖，减少胰岛素和口服降糖药物的应用剂量，而且有利于减肥，还可防治便秘等。那么怎样才能摄入较多的膳食纤维呢？首先，要选择含膳食纤维较多的食物，如芹菜、白菜、青菜、萝卜、丝瓜、番茄、青笋、豆芽、香椿和带壳果品，以及主食中的各种粗杂粮等。其次，吃法要做到主食多吃带麸的面粉、面包、糙米及带壳类的作物，吃蔬菜尽量带叶、皮、茎、根，吃瓜果类要尽量带皮，食柑橘类要带内皮、皮上的白膜，食花生、核桃带壳果品要带内衣等。

12 多吃“糖尿病食品”有好处吗?

咨询：我患糖尿病已多年，一直坚持服降糖药，并注意控制饮食，加强运动锻炼，血糖控制得很满意，前天无意中看到一则有关“糖尿病食品”的广告，说“糖尿病食品”对糖尿病有辅助治疗作用，可常吃、多吃，请问多吃“糖尿病食品”有好处吗?

解答：近年来，各种食疗广告日渐增多，所谓“糖尿病食品”就是其中之一。有些糖尿病患者误认为既然患了糖尿病，那么市场上的“糖尿病食品”（也称为无糖食品）就应该是最适合自己的，而且多吃无妨，其实这种认识是错误的。

目前，市场上并没有真正的“糖尿病食品”，所谓的“糖尿病食品”，绝大多数只是其中没有添加蔗糖，但这些食物往往是淀粉类食物。淀粉为碳水化合物，本身就是糖类。任何食物中的淀粉，进入人体后都会立即变成葡萄糖进入血液而使血糖升高。另外，无蔗糖并不等于无其他种类的糖，如葡萄糖、果糖、乳糖、麦芽糖等，而且长期食用所谓的“糖尿病食品”不仅不能控制血糖，还会导致营养缺乏，甚至引起其他疾病。

需要注意的是，只有药物才能起到降血糖的作用，目前还没有发现任何食物具有较为满意的降血糖作用。想通过单纯食用某种食物就达到控制糖尿病的目的是不现实的，只会延误治疗时机。饮食治疗应与药物治疗、运动锻炼等其他治疗方法相配合，千万不能听信吃某种“糖尿病食品”或“降糖食品”可以治疗糖尿病的虚假广告。

13 糖尿病患者为何要低盐饮食?

咨询：我今年56岁，患糖尿病10多年了，一直坚持服用降糖药，在控制饮食和加强运动锻炼方面也都很注意，血糖控制较满意，前天去医院检查，医生询问了我的饮食习惯后，要求我低盐饮食，但我从小口味就比较重，请问糖尿病患者为何要低盐饮食?

解答：这里首先告诉您，糖尿病患者低盐饮食是十分必要的。饮食调养是综合治疗控制糖尿病的“五驾马车”之一，在糖尿病的综合治疗中占有十分重要的地位。合理的膳食不仅可以预防糖尿病，还可帮助糖尿病患者控制血糖，任何时候饮食调养在糖尿病的控制上都起决定性的作用，而且科学合理的饮食对高脂血症、高血压、肥胖、冠心病等疾病均有控制作用。

饮食调养作为糖尿病的基础治疗方法，医生们是十分重视的，每遇糖尿病患者，都会告诉其注意控制饮食，绝大多数糖尿病患者也都知道应当限制饮食的摄入量，而对于低盐饮食、限制食盐的摄入量，则都很少注意，其实糖尿病患者低盐饮食与控制饮食同样重要。

现代研究表明，过多摄入食盐，具有增强淀粉酶活性以促进淀粉消化和促进小肠吸收游离葡萄糖的作用，可引起血糖浓度增高而加重糖尿病患者的病情，因此糖尿病患者应限制高盐饮食。同时，糖尿病患者如果长期摄入过多的食盐，还会诱发高血压，加速或加重糖尿病性大血管并发症的发生和发展。此外，食盐还能刺激食欲，增加饮食量，对控制饮食不利。

由上可以看出，糖尿病患者必须限制食盐的摄入量，实行低盐饮食，每日食盐摄入量应在5克以下。当然，限制食盐摄入量，不仅是饮食中应当低盐，还应包括含盐的调味品，如黄酱、酱油等。

14 糖尿病患者不吃或少吃早餐可取吗？

咨询：我患糖尿病已多年，一直服用降糖药治疗，血糖控制较满意，可不知为什么，最近我空腹血糖正常，而早餐后2小时血糖经常偏高，听说不吃或少吃早餐可抑制早餐后血糖升高，我有些疑惑，请问糖尿病患者不吃或少吃早餐可取吗？

解答：您这种情况在糖尿病患者中比较常见，这里可以明确告诉您，糖尿病患者不吃或少吃早餐是不可取的。

在糖尿病患者中，有些患者由于早餐后2小时血糖经常偏高，所以决定不吃或少吃早餐，误以为这样不仅可以避免上午血糖增高，而且可以减肥，其实这种观点是非常错误的。虽然不吃或少吃早餐可以在一定程度上抑制早餐后血糖升高，但如果长期不吃早餐，服用磺脲类降糖药或注射胰岛素的糖尿病患者非常容易发生危及生命的低血糖反应（上午 10 时左右），并且在低血糖反应之后又可能会在吃午餐后发生高血糖反应，从而影响一天的胰岛素调节，使血糖完全失控。

同时，不吃早餐减肥会更困难，因为不吃早餐会增加其他两餐的进食量，反而使餐后血糖升高程度更高，并且会增加胰腺的负担，不利于其功能恢复。这好比一匹病马，它拉不动满车，可以让它拉半车，多跑几次（少量多餐），但万万不可以让它少跑 1 次却增加每次拉车的重量（不吃早餐，中、晚餐多吃），这样病马会累得一病不起了。

一般来说，每日三餐必须吃，而且应做到早晨吃好，中午吃饱，晚上吃少。吃好早餐不仅能有效控制食量和体重，帮助控制一天中的饥饿感，还可以降低胰岛素抵抗。由此可见，糖尿病患者不吃或少吃早餐是不可取的。

15 糖尿病患者能吃水果吗？

咨询：我以前非常喜欢吃水果，自从 1 个月前查出患有糖尿病后，1 个水果也没吃过，担心水果含糖量高会加重病情，但有的人说可以适当吃一些水果，我很矛盾，请您告诉我糖尿病患者能吃水果吗？

解答：这个问题不只是您想知道，可以说困扰着相当一部分糖尿病患者。其实，糖尿病患者是可以吃水果的，但糖尿病患者吃什么水果好，吃多少，在什么情况下能吃、什么情况下不能吃，这其中大有讲究。

水果中含有丰富的维生素、矿物质和膳食纤维，这些营养物质对糖尿病患者是十分有益的。但水果也含有糖类，进食水果后由于糖类消化吸收较快，升高血糖的作用比粮食要快，所以糖尿病患者在病情尚未控制（血糖、尿糖均较高）时最好不吃水果，但在血糖和尿糖已获控制后，可在医生的指导下适时适量、有选择地进食水果。糖尿病患者食用水果一般需要掌握4个原则。

（1）吃水果的“时机”：血糖稳定（空腹血糖 < 7 毫摩 / 升，餐后血糖 < 8 毫摩 / 升）1~2 周后才可食用。

（2）吃水果的“数量”：食用水果要定量，一般来说，糖尿病患者 1 天可以食用 150~200 克水果。

（3）吃水果的“时间”：食用水果的时间宜安排在两顿正餐之间（餐后 2 小时为宜），或睡前 1 小时左右吃，不要在餐后马上食用水果。

（4）吃水果的“种类”：糖尿病患者宜选用含糖量低的水果，最好不吃含糖量高的水果。若 1 次食用水果较多，还应注意减少主食量。另外，食用水果时还应注意血糖和尿糖的变化。

每 100 克食物含糖量在 10 克以下的水果有青梅、柠檬、李子、鸭梨、樱桃、桃、菠萝、草莓、橄榄等，糖尿病患者可以选食；每 100 克食物含糖量在 11~20 克的水果有香蕉、石榴、柚子、橘子、苹果、荔枝、芒果等，糖尿病患者应谨慎食用；每 100 克食物含糖量超过 20 克的水果有红枣、红果，特别是干枣、蜜枣、柿饼、葡萄干、杏干、龙眼等，其含糖量甚高，糖尿病患者应禁食。此外，不少蔬菜可作为水果食用，如西红柿、黄瓜、菜瓜等，其每100克食物含糖量在5克以下，且富含维生素，可以代替水果，适合糖尿病患者食用。

16 糖尿病患者可以补钙吗？

咨询：我今年67岁，患糖尿病已十多年，在控制饮食、加强运动锻炼的基础上，一直坚持服用降糖药治疗，血糖控制较满意。由于近段时间腰腿痛严重，前天到医院检查，诊断患有骨质疏松，骨科医生建议我补点钙，我想问您糖尿病患者可以补钙吗？

解答：糖尿病多发于中老年人，而补钙是中老年人不可缺少的自我调养保健方法，对增强体质、预防骨质疏松等大有好处，那么糖尿病患者可以补钙吗？这里告诉您，糖尿病患者完全可以并且很有必要补钙。

钙是人体不可缺少的一种常量元素，其中99%的钙以羟磷灰石的形式构成骨盐，存在于骨骼和牙齿中，是构成骨骼和牙齿的主要成分，其余1%的钙则分布在体液及软组织中。钙在体内能调节心脏和神经系统活动，使肌肉维持一定的紧张度，维持脑组织的正常功能，而且是血液凝固的必需物质。

钙元素与糖尿病并发症关系密切。糖尿病患者由于缺乏胰岛素，呈高血糖状态，当大量含糖尿液排出时，大量的钙、磷也随之丢失，与此同时骨皮质中含有的镁也会一起流失，呈低镁状态，因此容易并发骨质疏松。当糖代谢改善时，矿物质代谢可恢复正常。

另外，补钙对糖尿病大有好处，一方面能预防和改善糖尿病患者的骨质疏松和动脉硬化，另一方面还可以纠正细胞内缺钙和对抗糖尿病性肾病的发展。因此，糖尿病患者不仅可以补钙，还应及时补充适量的维生素 D，建议从饮食中补充钙质。

17 糖尿病患者应如何享用宴席？

咨询：我患糖尿病已 5 年，一直服用降糖药治疗，平时也很注意控制饮食和运动锻炼，血糖控制较满意。让我烦恼的是，每到节假日或参加亲朋好友的宴请时，面对桌子上的酒菜常常不知所措，请问糖尿病患者应该如何享用宴席？

解答：每逢节假日，亲朋好友相聚在一起，在家设宴或外出赴宴都是经常的事，遇到这种情况您也不必过于紧张，糖尿病患者享用宴席，可以参考以下几条执行。

（1）根据自己平时的血糖控制目标与膳食计划，选择食物品种与数量，尽可能接近平时的饮食习惯。

（2）对不熟悉的菜肴，应事先了解其材料与制法，否则少食为佳。

（3）选用烹调方法以少油为主的菜品，如用蒸、煮、焖等制作方法制作的食物，少食油炸、油腻厚味的食物。

（4）避免食用肥肉、甜食、稠汤等。

（5）饮料选用矿泉水、茶、不加糖的果汁、菜汁等，选用前应认真了解标签上的内容。

（6）进餐时间要与注射胰岛素或口服降糖药的时间相配合，如进餐时间拖后延长，应事先进食少量含糖类的食物，以免出现低血糖。

（7）要严格控制饮食量，无论准备的菜肴多么丰盛，都不要过量进食。

（8）能否饮酒及能饮用何种酒，要严格按医嘱执行。

18 糖尿病患者对饮食调养的常见误解有哪些？

咨询：我是一名糖尿病患者，我知道糖尿病要控制饮食，觉得控制饮食肯定是吃得越少越好，但医生说这是对饮食调养的误解，是不是糖尿病患者对饮食调养有很多误解？请您告诉我**糖尿病患者对饮食调养的常见误解有哪些？**

解答：饮食调养是治疗调养糖尿病的重要手段，糖尿病患者只有采取正确的饮食调养方法，才能有助于降低和稳定血糖，预防和减少并发症的发生。然而，有一部分糖尿病患者对饮食调养存在误解，致使饮食调养方法不当，影响了糖尿病的治疗。糖尿病患者对饮食调养的常见误解归纳起来主要表现在以下几个方面。

（1）主食吃得越少越好：很多糖尿病患者认为，糖尿病饮食调养就是减少饮食量，尤其是主食量，主食吃得越少越好，其实这种想法是错误的。主食是机体能量和各种营养素的来源，主食吃得过少，机体缺乏足够的能量和营养素，不仅不利于糖尿病的治疗，还容易引发诸多并发症。糖尿病患者应根据自己的具体情况，按照饮食调养的原则和要求，做到主副食搭配，合理饮食，并不是主食吃得越少越好。

（2）少吃主食多吃肉：有一部分糖尿病患者为了少吃主食而又防止饥饿，便想出了多吃肉的办法，其实这种少吃主食多吃肉的饮食调理方法是不正确的。由于糖尿病患者多伴有脂肪代谢紊乱，所以必须注意低脂饮食，吃肉过多不仅会影响脂肪代谢，还容易使能量过剩，对控制血糖十分不利。

（3）应用胰岛素后可增加饮食：对胰岛素依赖型糖尿病患者和营养不良的糖尿病患者来说，应用胰岛素控制血糖后，可酌情增加饮食以改善患者的发育和代谢，但大部分需要使用胰岛素治疗的2型糖尿病患者不应在用胰岛素改善血糖指标后就以为自己可以多吃一点了。胰岛素用量是需要随饮食量的增加而增加的，进食增多，患者体重必然会不断增加，而肥胖恰恰是患者产生胰岛素抵抗的重要原因，从而给治疗带来困难，所以任何条件下对饮食调养都不能放松，应用胰岛素后可增加饮食的观点是错误的。

（4）水果含糖量高不可吃：有些糖尿病患者认为水果含糖量高，不可吃，其实这种观点是不全面的。水果中含有丰富的维生素、矿物质等营养素和纤维素，对糖尿病患者是有益的。水果中所含的糖类主要是葡萄糖、果糖和蔗糖，果糖在代谢时不需要胰岛素参与，所以糖尿病患者在血糖已获控制后，在严格限制总热能的前提下，根据医生的指导适当吃一些水果是有益处的，当然在血糖未控制时暂不宜进食水果。

19 山药是传统的降糖佳品吗？

咨询：自从上个月查出患有糖尿病后，我特别留意有关饮食调养方面的知识，我知道山药是药食两用之品，具有很好的健脾益肾、强身健体功效，听说山药还有较好的降低血糖和治疗糖尿病的作用，请问山药是传统的降糖佳品吗？

解答：山药是薯蓣科多年蔓生草本植物薯蓣的根茎，中医学认为其味甘、性平，归脾、肺、肾经，具有益气养阴、补脾肺肾、固精止带之功效。适用于脾胃虚弱证，肺肾虚弱证，以及阴虚内热、口渴多饮、小便频数的消渴等。

山药不仅营养丰富，而且药用价值较高，是传统的药食两用佳品。现代研究表明，山药含有薯蓣皂苷、薯蓣皂苷元、胆碱、植酸、止杈素、维生素、甘露聚糖等成分，具有滋补、助消化、止咳、祛痰、脱敏和降血糖等作用。动物药理实验表明，山药水煎剂可以降低正常小鼠的血糖，对四氧嘧啶引起的小鼠糖尿病有预防和治疗作用，并可对抗由肾上腺素或葡萄糖引起的小鼠血糖升高。

山药是传统的降糖佳品，古今医家都很重视用山药治疗消渴。在治疗糖尿病的方剂中，以山药为主药以及应用山药者众多，著名的六味地黄汤中就有山药。近代著名中医施今墨也喜用山药治疗糖尿病。施氏说："山药伍黄芪，苍术配玄参，一阴一阳，一脾一肾，应用于治疗糖尿病，可有降低血糖和减除尿糖之功，余治疗糖尿病，在辨证的基础上，多加用这两对药味。"在施今墨治疗糖尿病的验案中，山药配黄芪成了必用之品。对于糖尿病患者来说，将山药融入日常膳食中，坚持长期服食，可获得降低、稳定血糖，防止或减少糖尿病并发症的效果。

此外，在调养糖尿病的食疗方中，很多都有山药。用山药水煎代茶饮，能益气养阴、生津止渴，有效改善糖尿病患者的自觉症状，日用量宜在 60~250 克。若研末服，每次可用至 10 克。以山药为主要用料制成的调治糖尿病的食疗方，如山药粥、山药降糖饮、山药消渴饼等，都是糖尿病患者的常用之品。

20 豆制品饮料是糖尿病患者的"益友"吗?

咨询：我今年 49 岁，自从患上糖尿病，在饮食方面就特别注意，我知道豆浆、豆腐脑、豆奶等豆制品是人们常食的副食，单位同事还说豆制品饮料含糖量不高，是糖尿病患者的"益友"，对糖尿病可起到辅助治疗作用，请问豆制品饮料是糖尿病患者的"益友"吗?

解答：豆制品饮料是指黄豆、黑大豆、青豆等豆类制成的豆汁饮品，包括豆浆、豆腐脑、豆奶等。大豆具有很高的营养价值，以大豆为原料制成的豆制品饮料是人们常饮的保健饮品，也是糖尿病患者的“益友”。

用大豆制成的豆浆为高蛋白、低脂肪营养品，常作为人们的早餐饮料，能补虚润燥，清肺化痰，宁心止咳，健脾补血，还有降糖利尿、降低血压等作用。豆腐脑有益气和中、生津润燥、清热解毒之功效，也是人们常食之豆制饮品。用豆浆汁加工制成的豆奶，不仅包含了豆浆、豆腐脑的全部特色，而且因配伍有各种药食兼用之品，更具独特的保健功效。

豆制品饮料主含亚油酸成分，人体摄入后可以提供足够的“原料”，合成机体代谢所需的前列腺素，能有效增强和保护血管的活力。同时豆制品饮料含有大量的豆固醇，几乎不含胆固醇，可以起到抑制机体吸收动物食品所含胆固醇的作用，协同不饱和脂肪酸与体内胆固醇结合转变为液态，随尿排出，从而降低胆固醇的含量，有助于高血压、动脉粥样硬化、高脂血症等多种慢性病的缓解。

豆制品饮料还具有辅助降血糖作用，糖尿病患者每日饮用适量大豆制成的豆制品饮料，可以帮助降低、稳定血糖，减少降糖药的使用剂量。

由上可以看出，豆制品饮料如豆浆、豆腐脑、豆奶等，确实是糖尿病患者生活的“益友”，养成每天喝豆浆的好习惯，不仅有益于提高身体素质，而且有助于调养糖尿病、高脂血症、高血压等多种慢性病。

21 糖尿病患者饮食调养失败的主要原因是什么？

咨询：我患糖尿病已3年，知道饮食调养的重要性，也一直坚持按医生的要求控制饮食，最近我听说，有相当一部分糖尿病患者不能坚持饮食调养，我担心自己也坚持不下来，请问糖尿病患者饮食调养失败的主要原因是什么？

解答：您的担心不无道理，在临床中，糖尿病患者不能长期坚持饮食调养，致使饮食调养失败者，大有人在。饮食调养是有效控制糖尿病的“五驾马车”之一，在糖尿病的治疗调养中占有十分重要的地位。有相当一部分糖尿病患者虽然懂得饮食控制的重要性，但在实际生活中饮食控制得并不是很好。糖尿病患者饮食调养失败的原因有很多，归纳起来主要有以下几个方面。

（1）不能长期坚持：目前还没有彻底治愈糖尿病的药物和方法，一旦罹患常需终生治疗。饮食调养是治疗调养糖尿病的基本方法，糖尿病患者需长期甚至终身应用饮食调养方法进行调治，而不少糖尿病患者或不能正确认识糖尿病，或不了解饮食调养的意义，或缺少战胜疾病的信心、决心和毅力，从而做不到长期坚持饮食调养，这是糖尿病患者饮食调养失败的最常见和最主要的原因。

（2）饮食不够合理：严格控制总热量，合理饮食，科学配餐，是糖尿病患者饮食调养的基础原则。有的糖尿病患者因担心控制饮食会影响健康，所以不听医生的劝告，自己偷偷增加副食；有的患者只知限制主食，而不限制副食；有的患者饮食不规律，偏食、挑食，不控制每餐进食量及每日餐数；还有的糖尿病患者只知严格控制饮食而不注意科学配餐和营养平衡，结果使饮食疗法失败，病情难以控制。

（3）饮酒旧习不改：饮酒对降低和稳定糖尿病患者的血糖有百害而无一利。不少糖尿病患者因不能控制饮酒而使饮食调养失败。糖尿病患者切记一定要戒除饮酒。

（4）喜欢贪吃零食：有一部分糖尿病患者喜欢贪吃零食，加之自控力差而不能改掉，常常因为吃零食，如巧克力、点心等，在不知不觉中吃过量，长此以往，致使饮食调养失败，血糖不能控制。

22 糖尿病肾病患者的饮食应注意哪些问题？

咨询： 我今年63岁，患糖尿病已10多年，最近因腰部酸痛不适、水肿到医院就诊，查出患有糖尿病性肾病。医生告诉我必须注意饮食调养，限制每日进食的蛋白质量，多吃优质蛋白质，如果饮食不当会加重病情，我想知道糖尿病肾病患者的饮食应注意哪些问题？

解答： 像您这样糖尿病并发肾病者，在临床中并不少见，糖尿病肾病患者更应当注意饮食调养。糖尿病肾病患者的饮食问题较单纯糖尿病患者更为复杂，应根据个体情况区别对待，总体来说应注意以下几个方面。

（1）糖尿病肾病患者的饮食，每日的总热能仍需按糖尿病规定的要求控制，不必增加总热能的摄入，主食总量应保持在250~350克，蔬菜可以适当多吃。

（2）视患者有无高血压及水肿等情况，分别给予低盐或无盐饮食。

（3）蛋白质是机体必需的三大营养素之一，糖尿病肾病患者摄入适量的蛋白质是机体正常功能活动所需要的，也是促进病体康复的基本物质。有蛋白尿但肾功能正常的糖尿病肾病患者，每日蛋白质的摄入量最好适当放宽，以80~100克为宜，且以选用优质蛋白质为主。对于有氮质血症的患者，在治疗上有一定的矛盾，即蛋白质摄入不足易发生低蛋白血症，而蛋白质含量较高易加重氮质血症，这种情况最好在专业营养医生的指导下控制每日的蛋白质摄入量。

（4）宜选食含糖量低，富含维生素A、维生素B_2及维生素C的食物。

（5）不要盲目限制水的摄入，要根据患者水肿、血压等病情变化，决定水的摄入量。

（6）伴有高脂血症时，应特别注意限制膳食中饱和脂肪酸的含量；伴有贫血时，可补充富含铁、维生素B_{12}、叶酸等的食物，如木耳、菠菜等。

（7）限制对肾脏有刺激的食物，如芥末、辣椒等。

23 肥胖型糖尿病患者如何通过控制饮食减肥？

咨询： 我今年46岁，身高1.65米，体重80千克，属于肥胖，几年前先是发现糖耐量异常，不到半年就被诊断为糖尿病。这些年来，我除了坚持服药治疗外，还采用了很多方法减肥，可一直效果不佳，请问肥胖型糖尿病患者如何通过控制饮食减肥？

解答： 您重视减肥的想法是正确的，像您这样的糖尿病患者，在药物治疗的同时，必须加强运动锻炼，严格控制饮食，重视减肥，驾驭好控制糖尿病的“五驾马车”。

减轻体重是治疗肥胖型糖尿病的首要措施，除运动锻炼外，控制饮食是减轻体重的一项重要内容，体重减轻了，血糖就容易控制了，病情就可以得到改善。那么肥胖型糖尿病患者如何通过控制饮食减肥呢？下面介绍几种方法，供您参考。

（1）在病情稳定的情况下，应严格限制每日的热能供应，使之低于消耗量，但体重降低不宜过快、过猛。膳食中通过适当限制主食的量，限用高糖、高脂肪、高热能饮食来降低每日热能的供应。在保证机体蛋白质及各种营养素基本需要的基础上，必须减少摄入，增加消耗，即要使热能摄入与消耗平衡之间产生负平衡，促使体重下降，最终达到标准体重。

（2）在控制热能的同时，要保证患者的营养需要。蛋白质进食量不要过低，按每千克理想体重 1 克左右供给，尽量选用精瘦肉、蛋、奶、豆制品等。蛋白质食品一能充饥，二能促进体内热能消耗，三能减少人体组织分解。

（3）用餐忌肥肉、油炸食物、花生、核桃等油脂多的食品，菜肴以蒸、煮、拌等少油制法为佳。由于饮食量的减少可能会引起矿物质、维生素的不足，所以除多食蔬菜外，还可适当进食脱脂牛奶、豆浆等，以补充钙和维生素，必要时可酌情补充钙和维生素制剂。

（4）在采用低热能饮食的同时，应适当增加运动量，以提高热能消耗及促进体内脂肪的分解，达到减轻体重的目的。

24 适宜糖尿病患者服食的粥类食疗方有哪些？

咨询：我今年 49 岁，1 年前查出患有 2 型糖尿病，在控制饮食、加强运动锻炼的同时，一直服用二甲双胍治疗，血糖控制较满意。听说经常喝些食疗粥对控制糖尿病大有帮助，正好我喜欢喝粥，请您告诉我适宜糖尿病患者服食的粥类食疗方有哪些？

解答：喜欢喝粥是个好习惯，适宜糖尿病患者服食的粥类食疗方有很多，下面给您介绍一些，供您参考选用。

（1）山药粥

原料：新鲜山药 500 克。

制作：先将山药去须根及皮洗净，切成黄豆大小的方丁，放入锅中，加入清水适量，武火煮沸后，改用文火煮至成稠粥即可。

用法：每日 1 剂，分早、中、晚 3 次温热服食。

功效：健脾固肾，降低血糖。

适应证：糖尿病。

（2）冬瓜粟米粥

原料：新鲜连皮冬瓜 250 克，粟米 100 克。

制作：先将冬瓜洗净，将冬瓜皮切成粗粒，放入纱布袋中，扎口备用。把冬瓜肉切成 1 厘米见方的小块备用。将粟米淘洗干净放入锅中，加入清水适量，武火煮沸后，放入装有冬瓜皮的纱布袋及冬瓜块，改用文火煮粥，煮大约 15 分钟时捞出纱布袋，继续煮至米熟粥成即可。

用法：每日 1 剂，分早、晚温热服食。

功效：清热除烦，生津止渴，降低血糖。

适应证：糖尿病，对中老年燥热伤肺型糖尿病伴有肥胖、高脂血症者尤为适宜。

（3）南瓜莜麦粥

原料：南瓜 200 克，莜麦片 100 克。

制作：将南瓜洗净，剖开去子，切成 1 厘米见方的小块，放入锅中，加入清水适量，武火煮沸后，改用文火慢煮，至南瓜半熟时，撒入莜麦片，搅拌均匀，再以文火煮沸，继续煨煮片刻即可。

用法：每日 2 次，分早、晚温热服食，应注意严格限制并减少早、晚餐主食的摄入量。

功效：补虚健脾，止渴降糖，降低血脂。

适应证：糖尿病。

（4）赤豆山药粥

原料：赤小豆50克，鲜山药150克。

制作：将赤小豆淘洗干净，鲜山药洗净，去皮后切成黄豆大小的丁备用。将赤小豆放入锅中，加入清水适量，武火煮沸后，改用文火煮粥，待赤小豆八成熟时，调入山药丁搅匀，继续煮至赤小豆熟烂粥成即可。

用法：每日2次，分早、晚餐温热服食。

功效：健脾利水，益肺固精，止渴降糖。

适应证：糖尿病。

（5）麦麸花粉粥

原料：麦麸50克，天花粉10克，红枣6枚，粟米100克。

制作：先将天花粉、红枣淘洗干净，红枣去核，天花粉切片，晒干或烘干后共研成细末，与麦麸充分搅拌均匀备用。将粟米淘洗干净，放入锅中，加入清水适量，武火煮沸后改用文火煨煮成稀粥，待米熟粥将成时，调入麦麸、天花粉及红枣末，搅拌均匀，继续煨煮片刻即可。

用法：每日2次，分早、晚温热服食。

功效：补虚健脾，止渴解毒，降低血糖。

适应证：糖尿病。

（6）海带粟米粥

原料：海带50克，粟米100克，食盐、味精各适量。

制作：先将海带用温水泡发，洗净切碎，剁成末状，盛入碗中备用。将粟米淘洗干净，放入锅中，加入清水适量，武火煮沸后改用文火煮粥，待米熟粥将成时，调入海带末搅匀，再稍煮片刻，加食盐、味精调味即可。

用法：每日 2 次，分早、晚温热服食。

功效：清热解毒，补虚止渴，降低血糖。

适应证：糖尿病。

（7）丝瓜虾皮粥

原料：丝瓜 500 克，虾皮 15 克，粟米 100 克，葱花、生姜末、食盐、味精、黄酒各适量。

制作：先将丝瓜削去薄层外皮，洗净后切成小块状备用。把粟米淘洗干净，放入锅中，加入清水适量，武火煮沸后改用文火煮粥，待米熟粥将成时，放入丝瓜块及虾皮，再加葱花、生姜末、食盐、味精，烹入黄酒，搅匀，继续煮至米熟粥成即可。

用法：每日 1 剂，分早、晚随餐作主食服食。

功效：清热化痰，生津除烦，止渴降糖。

适应证：糖尿病。

（8）南瓜麦麸粟米粥

原料：青嫩南瓜 250 克，麦麸 50 克，粟米 60 克。

制作：先将南瓜洗净切成小方块，放入锅中，加入清水适量，武火煮沸后改用文火慢煮，至南瓜六成熟时，调入淘洗干净的粟米，待粟米熟烂粥将成时，加入麦麸搅匀，继续稍煮片刻即可。

用法：每日 1 剂，分早、晚温热服食。

功效：滋阴补肾，健脾止渴，降低血糖。

适应证：糖尿病，对合并有高血压、高脂血症、肥胖者尤为适宜。

25 适宜糖尿病患者服食的汤羹类食疗方有哪些？

咨询：我平时喜欢喝汤或羹，但自从查出患有糖尿病后，医生要求我注意控制饮食，我就很少再喝了，担心会对血糖有影响。听说有一些汤羹含糖量不高，具有食疗作用，糖尿病患者可以食用，请问适宜糖尿病患者服食的汤羹类食疗方有哪些？

解答：您担心喝汤或羹会对血糖有影响的心情可以理解，毕竟控制血糖是糖尿病患者应当特别重视的。不过确实有一些汤羹，其含糖量不高，具有一定的食疗作用，糖尿病患者可以食用，下面介绍几种供您选用。

（1）蚌肉苦瓜汤

原料：蚌肉100克，苦瓜250克，生姜末、十三香、食盐各适量。

制作：先将蚌肉洗净切碎，苦瓜洗净、去籽，切成细丝，一同放入锅中，加入清水适量，武火煮沸后，改用文火继续煮至肉熟汤成，加入生姜末、十三香、食盐，再稍煮即可。

用法：每日1次，食蚌肉、苦瓜，并饮汤。

功效：清热解毒，除烦止渴，降低血糖。

适应证：糖尿病，对出现阴虚热盛、烦渴引饮症状者尤为适宜。

（2）紫菜黄瓜汤

原料：水发紫菜250克，黄瓜100克，食盐、味精、酱油、麻油、生姜末、素汤各适量。

制作：将水发紫菜洗净，黄瓜洗净后切成片备用。锅中放入素汤，烧沸后放入食盐、酱油、生姜末、黄瓜片，武火煮沸后，加入水发紫菜及味精，淋上麻油，再稍煮即成。

用法：每日1~2次，食黄瓜、紫菜，并饮汤。

功效：清热除烦，降低血糖。

适应证：糖尿病。

（3）海米冬瓜汤

原料：水发海米50克，冬瓜300克，鲜汤300毫升，葱花、生姜丝、食盐、味精、麻油各适量。

制作：先将冬瓜去皮、瓤洗净，切成长5厘米、宽2厘米的长方形片状备用。炒锅上烧旺火，加入鲜汤，煮沸后放入冬瓜片、海米、食盐，继续煮10分钟左右，待冬瓜片熟透，加入葱花、生姜丝、味精，淋上麻油即成。

用法：每日1次，佐餐食海米、冬瓜，并饮汤。

功效：清热解毒，益肾强精。

适应证：糖尿病。

（4）白萝卜海带汤

原料：白萝卜250克，海带20克，蒲黄10克，食盐、味精、十三香、大蒜泥、麻油各适量。

制作：将海带用水泡发12小时，除掉杂质用水冲洗干净，切成菱形小片；白萝卜洗净，削去外皮及叶盖、须根，切成萝卜条。之后把萝卜条、海带片一同放入锅中，加入清水适量，武火煮沸后，放入用纱布包裹的蒲黄，改用文火再煮半小时，取出纱布包，加食盐、味精、十三香、大蒜泥搅拌调和，淋上麻油即成。

用法：每日 1 次，随量食菜饮汤。

功效：清热解毒，利湿和中，降脂降糖。

适应证：糖尿病，对伴有高脂血症者尤为适宜。

（5）玉米须豆腐汤

原料：玉米须 100 克，豆腐 300 克，水发香菇 50 克，葱段、生姜末、食盐、味精各适量。

制作：先将玉米须水煎取汁，再把玉米须汁与豆腐、香菇一同放入锅中，加适量清水和葱段、生姜末、食盐、味精等调料，煮汤即可。

用法：每日 1 次，随量食菜饮汤。

功效：化湿利水，降脂降糖。

适应证：高脂血症，糖尿病。

（6）扁豆花粉山药羹

原料：白扁豆 30 克，天花粉 10 克，鲜山药 60 克。

制作：将白扁豆淘洗干净，晒干炒熟，研成细粉；天花粉洗净晒干，研成细粉备用。把鲜山药去皮洗净，切成如黄豆大小的小块状，放入锅中，加入清水适量，调入白扁豆粉、天花粉粉，武火煮沸后，改用文火继续煮 30 分钟左右，煮至呈稠黏糊状即可。

用法：每日 1~2 次，分早、晚食用。

功效：清热解毒，生津止渴，补虚降糖。

适应证：糖尿病。

（7）黄精玉竹猪胰汤

原料：黄精 25 克，玉竹 30 克，猪胰 1 具，酱油、食盐、十三香各适量。

制作：先将猪胰刮去油膜洗净，切成块状，之后与黄精、玉竹一同放入锅中，加入清水适量，武火煮沸后，改用文火再煮 1 小时左右，放入酱油、食盐、十三香调味即成。

用法：每日 1 次，食猪胰并饮汤。

功效：补肾润肺，益气滋阴，除烦止渴。

适应证：糖尿病，对出现口渴多饮、身困乏力症状者较为适宜。

（8）黑芝麻薏苡仁羹

原料：黑芝麻、薏苡仁各 50 克，枸杞子 20 克。

制作：先将黑芝麻去杂淘洗干净，晒干后放入锅中，用文火炒熟出香，趁热研成细末备用。把薏苡仁、枸杞子分别洗净，一同放入锅中，加入清水适量，武火煮沸后，改用文火煮 1 小时左右，待煮至薏苡仁酥烂呈黏稠状时，调入黑芝麻末，搅拌均匀即可。

用法：每日 1~2 次，分早、晚食用。

功效：补虚润燥，生津明目，降脂降糖。

适应证：糖尿病，高脂血症，冠心病。

26 适宜糖尿病患者服食的菜肴类食疗方有哪些?

咨询：我患糖尿病已多年，自从患病后，每次就诊医生都交代要注意控制饮食，因而我一直不敢吃主食，副食的种类也大受限制，前天看到报纸上有一位专家介绍调养糖尿病的食疗方，我想进一步了解一下，请问适宜糖尿病患者服食的菜肴类食疗方有哪些？

解答：控制饮食是必要的，但也不能因噎废食，只要您选择合适的饮食，并注意控制其量，完全能够在稳定血糖的前提下吃好。下面给您介绍一些适宜糖尿病患者服食的菜肴类食疗方，希望对您有所帮助。

（1）凉拌苦瓜

原料：新鲜苦瓜2根（约250克），葱花、生姜丝、食盐、白糖、酱油、味精、香油各适量。

制作：将苦瓜洗净、去籽，用开水浸泡3分钟，切成细丝，拌入葱花、生姜丝，再加入食盐、白糖、酱油、味精、香油调味即成。

用法：佐餐食用。

功效：清肝火，生津液，降血糖。

适应证：糖尿病。

（2）蘑菇炒冬瓜

原料：冬瓜 500 克，鲜蘑菇 100 克，香菜段、食盐、植物油、味精、十三香、麻油各适量。

制作：将冬瓜洗净去皮，切成块状；鲜蘑菇洗净，撕成丝；炒锅上旺火，加入植物油，烧热后入冬瓜块，煸炒片刻，再放入蘑菇及食盐、十三香，继续炒至冬瓜熟透，入味精、香菜段及麻油，使其充分调和，出锅即可。

用法：每日 1~2 次，佐餐随意食用。

功效：化痰泄浊，利水降脂，清热润燥，降低血糖。

适应证：糖尿病。

（3）蕹菜炒肉丝

原料：蕹菜 500 克，猪瘦肉 100 克，鸡蛋清 30 毫升，食盐、黄酒、湿淀粉、植物油、葱花、生姜末、酱油、花椒油各适量。

制作：将蕹菜洗净、切成段，放入沸水中焯一下捞出，沥净水分备用；猪瘦肉洗净、切成细丝，放入碗中，加入少许食盐，并加黄酒、湿淀粉、鸡蛋清搅匀备用。炒锅上旺火，加入植物油，烧热后入猪肉丝滑散，捞出沥油。锅中留余油，放入葱花、生姜末煸香，再放入肉丝熘炒，烹入黄酒，加蕹菜段后，不断翻炒，加酱油及适量清汤，炒至肉丝熟烂，再加食盐、味精熘匀，用湿淀粉勾芡，淋上少许花椒油即成。

用法：每日 1~2 次，佐餐随意食用。

功效：清热解毒，补虚降糖。

适应证：糖尿病。

（4）素炒大白菜

原料：大白菜 250 克，植物油 10 克，酱油 25 克，生姜丝少许，食盐适量。

制作：将白菜洗净、切成段状，备用。炒锅上旺火，放入植物油，烧热后放入生姜丝稍炒，随即把切好的白菜放入锅中，用旺火快炒至半熟，放入酱油、食盐，再稍炒片刻至熟即可。

用法：每日1~2次，佐餐食用。

功效：解热除烦，养阴润燥，通利肠胃。

适应证：糖尿病，高血压，肥胖，习惯性便秘等。

（5）香油拌菠菜

原料：鲜菠菜250克，香油、食盐各适量。

制作：将鲜菠菜洗净，用开水烫3分钟，捞起之后拌入香油、食盐即可。

用法：每日2次，佐餐食用。

功效：清热润肺，健脾养血，生津止渴，降脂降糖。

适应证：高脂血症，冠心病，高血压，糖尿病。

（6）香干炒葱头

原料：洋葱头3个（约300克），香干3块，食盐、植物油、酱油、味精各适量。

制作：将洋葱头洗净，剥去外皮，切去根头，用温水浸泡一下取出，切成丝，盛入碗中，加少许食盐揉搓，腌渍10分钟备用。把香干洗净，剖成片，切成细丝。炒锅上旺火，加入植物油，烧热后入洋葱丝，翻炒2~3分钟，再放入香干丝，加酱油、味精，熘炒片刻即成。

用法：每日1~2次，佐餐随意食用。

功效：健胃宽胸，生津止渴，行气降糖。

适应证：糖尿病。

（7）大蒜泥拌黄瓜

原料：紫皮大蒜头50克，青嫩黄瓜250克，食盐、味精、香醋、麻油各适量。

制作：将紫皮大蒜掰开，剥去外皮，洗净后放入温开水中浸泡10分钟，切碎剁成蒜泥备用。将黄瓜用温开水浸泡片刻，洗净，再用沸水烫后去两端，连皮剖开，切成片状，加少许精盐腌渍片刻，滤去多余的汁，放入大碗中，加食盐、味精、香醋、麻油拌匀，再调入大蒜泥，搅拌均匀即成。

用法：每日1~2次，佐餐或作小菜随餐食用。

功效：清热利湿，解毒，降低血糖。

适应证：糖尿病。

（8）胡萝卜炒肉片

原料：胡萝卜250克，猪瘦肉100克，食盐、黄酒、葱花、生姜末、湿淀粉、植物油、清汤、酱油、味精各适量。

制作：将胡萝卜洗净，纵剖后切成薄片备用；猪瘦肉洗净，切成薄片，放入碗中，加食盐、黄酒、葱花、生姜末、湿淀粉搅拌均匀备用。炒锅上旺火，加入植物油，烧热后倒入胡萝卜片，熘炒至八成熟，盛入碗内。锅中再加植物油，中火烧至六成热，将肉片倒入，翻炒至肉片将熟时加少许清汤，放入胡萝卜片，再翻炒3分钟，加盖焖7~8分钟，加酱油、味精、食盐，拌炒均匀即成。

用法：每日1~2次，佐餐随意食用。

功效：补中益气，润燥生津，降低血糖。

适应证：糖尿病。

27 适宜糖尿病患者服食的主食类食疗方有哪些？

咨询： 我体形较胖，1周前单位体检时发现血糖偏高，后来确诊患有糖尿病。我知道加强运动锻炼和控制饮食的重要性，听说有些主食含糖不高，比较适合糖尿病患者食用，请您告诉我适宜糖尿病患者服食的主食类食疗方有哪些？

解答： 饮食调养是治疗控制糖尿病的“五驾马车”之一，任何时候饮食调养在糖尿病的控制上都起决定性的作用。在饮食调养中，控制主食十分重要，但并不是说主食吃得越少越好，要在医生的指导下根据自己的具体情况灵活掌握。下面介绍一些适宜糖尿病患者服食的主食类食疗方，供您选用。

（1）山药面条

原料：山药粉1000克，荞麦面粉2000克，鸡蛋300克，大豆粉100克，麻油、葱花、食盐、味精、菠菜叶各适量。

制作：将山药粉、荞麦面粉、大豆粉一同放入容器中，再把打破搅匀的鸡蛋倒入容器中，加适量清水及食盐，和成面团，擀成薄面片，切成面条。每次取适量面条，下入沸水锅中，煮熟后放入麻油、食盐、葱花、菠菜叶、味精，再稍煮即成。

用法：每日1~2次，当主食随意食用。

功效：补脾助运，补虚益肾。

适应证：糖尿病。

（2）八味米饭

原料：菱角、芡实各 20 克，花生、核桃仁各 30 克，薏苡仁、绿豆各 50 克，紫糯米、粳米各 100 克。

制作：先用清水将菱角、芡实、花生、核桃仁、薏苡仁、绿豆、紫糯米分别淘洗干净，再用温水分别浸泡 3~5 小时，待膨胀后与淘洗干净的粳米一同放入蒸饭锅，加入清水适量，蒸至米熟水蒸发尽即可。

用法：当主食随意食用。

功效：补虚扶正，益胃滋肾，生津止渴。

适应证：糖尿病。

（3）扁豆火烧

原料：白扁豆粉、山药粉各 50 克，发酵面 500 克，葱末、食盐、植物油各适量。

制作：将葱末、食盐放入碗中，加入植物油，拌匀稍腌片刻待用。把发酵面用扁豆粉、山药粉为面扑揉匀，并按扁擀成大面片，取拌好的葱末撒在面片上，再将面片由下向上卷成长卷，切成 10 个小块，捏住两头的外皮（包住葱末和食盐），并逐个稍旋拧，擀成圆薄饼。取平底锅上中火，加入植物油，烧热后放入圆薄饼，烙熟即可。

用法：当主食随意食用。

功效：补虚扶正，降脂降糖降压。

适应证：糖尿病，高血压，高脂血症。

（4）粗粮面包

原料：山药粉、薏苡仁粉各 100 克，玉米面、燕麦面各 150 克，面粉（包括面扑）600 克，酵母粉 10 克，鸡蛋 2 枚，酸奶250毫升，玉米香型香精、植物油、菊糖各适量。

制作：将酸奶倒入小盆中，加入鸡蛋液，用筷子搅匀，再加入酵母粉、菊糖、香精和植物油，搅成糊液备用。取面盆倒入面粉（约500克）、山药粉、薏苡仁粉、玉米面、燕麦面，加适量清水拌匀，倒入奶蛋糊，和成发酵面坯，放1小时左右发酵，面发酵后用面扑揉搓成4个（每个250克左右）椭圆形小块（面包剂子），其表面刷上少许蛋液或植物油待用。把烤箱调在180℃预热，用湿布隔热取出烤盘，刷少许植物油，摆上面包剂子，烤20分钟左右取出，切成薄片放在盘中即可。

用法：当主食，分早、晚餐随意食用。

功效：补虚扶正，降脂降糖降压。

适应证：糖尿病，高血压，高脂血症。

（5）麦麸鸡蛋饼

原料：麦麸100克，荞麦面100克，鸡蛋1枚，麻油、葱花、生姜末、食盐各适量。

制作：将鸡蛋打破倒入碗中，搅成蛋液备用。把麦麸、荞麦面混合均匀，加适量清水，边搅拌边调入鸡蛋液，并加麻油、葱花、生姜末、食盐，和匀后或做成馅饼蒸熟，或放入平底油锅中煎成小圆饼即可。

用法：代替早、晚主食，当日吃完。

功效：滋阴补肾，清热降火，降低血糖。

适应证：糖尿病。

（6）韭菜荞麦面饼

原料：韭菜150克，荞麦面粉250克，小麦面粉100克，花生油、鸡蛋、食盐各适量。

制作：将荞麦面、小麦面一同放入盆中，加温水和鸡蛋调成糊状；韭菜洗净，切成细末，倒入面糊中，加入食盐搅拌均匀。煎锅上旺火，加入花生油，烧至油热时，倒入适量面糊，摊成薄饼，煎至两面微黄饼熟即可。

用法：当主食随意食用。

功效：补虚益肾，降脂降糖，宽中通便。

适应证：高脂血症、糖尿病，伴有便秘者尤为适宜。

（7）山药茯苓煎饼

原料：山药粉、茯苓粉各 100 克，荞麦面 150 克，植物油适量。

制作：将山药粉、茯苓粉与荞麦面混匀，用水调成稠糊状备用。平底锅上旺火，加入植物油，烧热后每次取面糊适量，上锅摊成煎饼，煎熟即成。

用法：当主食，分早、晚餐食用。

功效：健脾利湿，补虚润燥。

适应证：糖尿病出现脘痞腹胀、肢软乏力、大便溏薄者。

（8）赤小豆粟米饭

原料：赤小豆、粟米各 100 克，粳米 50 克。

制作：将赤小豆、粟米、粳米分别淘洗干净，把赤小豆放入锅中，加入清水适量，煮至八成熟时捞出，掺在粟米、粳米中，之后置饭盒中，再加入清水适量（高出米平面约 1 厘米），放入蒸锅中蒸熟即成。

用法：当主食随意食用。

功效：健脾养血，利湿消肿，降脂减肥。

适应证：高脂血症，糖尿病。

28 适宜糖尿病患者服食的茶饮类食疗方有哪些？

咨询：我今年43岁，平时喜欢饮茶、品茶，自从去年患糖尿病后，由于时常口干烦渴，饮茶也明显增多了。我知道有些茶适量饮用对降低和稳定血糖有好处，糖尿病患者可以经常饮用，麻烦您介绍一下适宜糖尿病患者服食的茶饮类食疗方有哪些？

解答：我国茶文化源远流长，历代医药学家都很重视茶叶的保健价值和对茶的研究，合理饮茶不仅能宁神益智，而且对多种疾病有辅助治疗作用。有些茶适量饮用确实对降低和稳定血糖有好处，下面介绍一些适宜糖尿病患者服食的茶饮类食疗方，您可根据自己的情况选择饮用。

（1）莲心茶

原料：莲子心5克，茶叶6克。

制作：将莲子心、茶叶一同放入保温杯中，以沸水冲泡，加盖焖15分钟。

用法：每日1剂，代茶饮用。

功效：清心除烦，降脂降糖。

适应证：高脂血症、糖尿病，能改善头晕心烦、失眠口渴等症状。

（2）杜仲叶茶

原料：杜仲叶9克，绿茶5克。

制作：将杜仲叶洗净，与绿茶一同放入保温杯中，以沸水冲泡，加盖焖5分钟即可。

用法：每日1剂，代茶饮用。

功效：滋肾养肝，降脂降压，降低血糖。

适应证：高脂血症，糖尿病，冠心病，高血压。

（3）天花粉茶

原料：天花粉、麦冬、芦根、白茅根各30克，生姜6克。

制作：将天花粉、麦冬、芦根、白茅根、生姜一同放入砂锅中，加入清水适量，水煎去渣取汁。

用法：每日1剂，代茶饮用。

功效：清热生津，润燥止渴。

适应证：糖尿病。

（4）黑芝麻绿茶

原料：黑芝麻10克，绿茶3克。

制作：将黑芝麻炒熟、研碎，与绿茶叶混合均匀，一同放入保温杯中，用适量沸水冲泡，加盖焖10分钟即可。

用法：每日1剂，代茶饮用。

功效：滋补肝肾，降脂降糖。

适应证：高脂血症，糖尿病。

（5）芹菜豆奶茶

原料：新鲜芹菜500克，豆浆250毫升。

制作：先将新鲜芹菜连根、茎、叶洗净，放入温开水中浸泡30分钟，取出后立即切碎，放入榨汁机榨取汁液，用洁净纱布过滤备用。再将豆浆倒入锅中，用文火煮沸后兑入芹菜汁，再煮沸即成。

用法：每日 1 剂，分早、晚饮用。

功效：清热解毒，补虚降糖。

适应证：糖尿病。

（6）泽泻乌龙茶

原料：泽泻 15 克，乌龙茶 3 克。

制作：将泽泻淘洗干净，水煎去渣取汁，趁热把药汁倒入放有乌龙茶的保温杯中，加盖焖 5~10 分钟即可。

用法：每日 1 剂，代茶饮用。

功效：利湿减肥，降脂降糖。

适应证：高脂血症，糖尿病。

（7）乌龙降脂茶

原料：乌龙茶 3 克，槐角、冬瓜皮各 18 克，何首乌 30 克，山楂 15 克。

制作：将槐角、冬瓜皮、何首乌、山楂水煎去渣取汁，再以沸药汁冲泡保温杯中的乌龙茶，并加盖焖 5~10 分钟。

用法：每日 1 剂，代茶饮用。

功效：化瘀祛浊，降脂减肥，降低血糖。

适应证：高脂血症，冠心病，糖尿病，动脉硬化。

（8）滋肾化瘀茶

原料：枸杞子 10 克，黄精 9 克，山楂 15 克。

制作：将打碎的山楂与枸杞子、黄精一同放入保温杯中，用沸水冲泡，加盖焖 15 分钟即可。

用法：每日 1 剂，代茶饮用。

功效：滋肾养肝，化瘀降脂，降低血糖。

适应证：糖尿病，高血压，高脂血症，冠心病。

29 运动锻炼对糖尿病患者有何作用?

咨询： 我今年44岁，体形较胖，1个月前查出患有糖尿病，医生告诉我在坚持服药治疗的同时一定要控制饮食，积极参加运动锻炼。我知道控制饮食和运动锻炼在糖尿病治疗中的重要性，想进一步了解运动锻炼的作用，请您告诉我运动锻炼对糖尿病患者有何作用?

解答： 运动锻炼又称运动疗法，是控制糖尿病的“五驾马车”之一，锻炼对糖尿病患者的好处是显而易见的。将运动锻炼对糖尿病患者的作用归纳起来，主要有以下几个方面。

（1）适当的运动锻炼能调畅情志，使人精神放松、心情舒畅，有益于身心健康。长期运动锻炼可促进新陈代谢，增强体质，改善肌糖原的氧化代谢及心血管功能，使最大摄氧量增加，减少糖尿病心血管并发症的发生。

（2）运动锻炼可使肥胖患者体重减轻。2型糖尿病患者大多数伴有肥胖，对胰岛素不敏感，通过运动锻炼能消耗掉多余的能量，减少脂肪堆积，使体重下降，胰岛素受体数量增多，对胰岛素的敏感性提高，从而可以减少胰岛素的用量。

（3）运动锻炼可促进葡萄糖进入肌肉细胞，促使肌肉和组织对糖的利用，有利于降低和控制血糖，减少糖尿病并发症的发生。

（4）运动锻炼可使肌肉更多地利用脂肪酸，降低三酰甘油、极低密度脂蛋白胆固醇和低密度脂蛋白胆固醇，提高高密度脂蛋白胆固醇，增强脂蛋白酶的活性，有助于预防和治疗高脂血症、冠心病、动脉硬化等糖尿病的合并症。

（5）运动锻炼可降低血压，增加血管的弹性，对糖尿病合并高血压有一定的防治作用，尤其是伴有轻中度高血压的患者。

（6）运动可使心肺功能得到锻炼，运动时循环及呼吸功能加强，并能强壮身体，因而对糖尿病并发症的发生有一定的预防作用。

（7）中老年人容易出现骨质疏松，而糖尿病又会使骨质疏松加重，适当的运动锻炼可防止骨质疏松的发生。

（8）运动锻炼还可以陶冶情操，培养生活情趣，放松紧张的情绪，提高生活质量，提高抗病能力。

总之，适当的运动锻炼能促进新陈代谢，减轻肥胖，降低血压、血脂，降低和稳定血糖，并可增加人体对胰岛素的敏感性，对高血压、高脂血症、动脉硬化、冠心病以及糖尿病等疾病都是十分有益的。希望糖尿病患者能在医生的指导下持之以恒地进行运动锻炼。

30 糖尿病患者适合做哪些运动？

咨询：我平时就重视体育锻炼，坚持每天早晨慢跑，两周前单位体检时查出患有糖尿病，医生说糖尿病的治疗应是综合性的，即坚持按时服药、控制饮食、积极参加运动锻炼。我知道运动锻炼的项目很多，慢跑只是其中之一，请您告诉我糖尿病患者适合做哪些运动？

解答： 运动锻炼是糖尿病患者自我调养的重要方法之一。运动锻炼的方法多种多样，您坚持的慢跑就是其中之一，对糖尿病患者来说是合适的。按照对人体不同系统功能的影响程度，运动锻炼的方式可归纳为动态运动和静态运动两大类型。

动态运动又称紧张收缩运动、有氧运动，其特点是不同的肌群进行交替收缩与舒张，肌肉的张力不变而长度变化。属于此类运动的有步行、慢跑、游泳、骑自行车、跳舞、练习健美操、爬楼梯、登山等，其中以步行、骑自行车、游泳和跳舞最容易被接受。步行动作柔和，不易受伤，是很多人特别是老年人与肥胖者的首选运动锻炼项目。静态运动又称强直运动、抵抗运动、无氧运动，其特点是肌肉持续收缩，而肌肉的长度不变，张力增加。属于此类的运动有举重、拔河、投掷以及利用杠铃、哑铃、拉力器等器械进行负重抗阻练习等。

不同性别、年龄、体质、类型的糖尿病患者，在选择运动类型时应有所差别。动态、静态两种运动由于特点不同，因而所引起的急性和慢性生理反应也有差异，对绝大多数糖尿病患者来说，宜进行适量的动态运动，而不宜选择静态运动。适宜糖尿病患者进行的动态运动没有特别的限制，可选择有一定耐力、持续缓慢消耗的运动，也可选择自己喜爱的运动。适合糖尿病患者运动锻炼的种类和项目很多，如散步、慢跑、体操、太极拳、八段锦、易筋经，以及打门球、乒乓球、羽毛球等，这些运动锻炼项目都能很好地达到运动锻炼的目的。糖尿病患者可根据自己的年龄、体质、环境、喜好，在医生的指导下，了解所选运动项目的注意事项及禁忌证后，进行锻炼。需要说明的是，不论哪一种运动方式，都应以轻松愉快的心情进行，并持之以恒地锻炼。

31 糖尿病患者在什么情况下不宜进行运动锻炼？

咨询：我今年 50 岁，患糖尿病已多年，我知道运动锻炼的重要性，所以每天坚持进行运动锻炼，如慢跑、散步等，近段时间不知为何，我的血糖忽高忽低，昨天运动锻炼时又发生了低血糖反应，我想咨询一下糖尿病患者在什么情况下不宜进行运动锻炼？

解答：您能坚持运动锻炼，这是很好的。对糖尿病患者来说，运动锻炼对控制血糖、稳定病情意义重大，这是一个总的原则。但是我们也应该知道，运动锻炼对糖尿病患者而言其实如一把双刃剑，如果没有掌握好适应证，盲目地进行运动锻炼，对人体反而是有害的，非但不利于控制病情，还会加重糖尿病患者的病情。一般来说，糖尿病患者在以下情况下不宜进行运动锻炼。

（1）糖尿病患者并发急性感染、酮症酸中毒以及血液高凝状态时，不宜参加运动锻炼。

（2）糖尿病患者血糖明显升高，尤其是尿液检测发现尿酮体阳性的患者，暂时不宜进行运动锻炼。糖尿病患者病情不稳定，血糖波动大，即血糖过高而又易出现低血糖者，也不宜参加运动锻炼，尤其是使用胰岛素和口服降糖药后经常出现低血糖的患者。

（3）应用胰岛素治疗的患者，在胰岛素作用最强的时候（如上午 11 时）不适宜进行运动锻炼，因为此时锻炼容易发生低血糖反应。同时在注射胰岛素后、吃饭前这一段时间也要避免运动锻炼，以防低血糖的发生。

（4）重症糖尿病患者，在清晨未注射胰岛素时，不宜进行运动锻炼，否则容易发生酮症。

（5）糖尿病患者有严重的心、脑、肾合并症，活动性肺结核等，应暂停进行运动锻炼，或在医生的指导下进行适当的运动。如糖尿病患者平时轻度活动就会发生心绞痛，或心功能减退，或已经发生了急性心肌梗死，或有严重的换气障碍，都不能盲目进行运动锻炼。

32 糖尿病患者如何正确掌握运动量？

咨询：作为糖尿病患者，我知道运动锻炼在糖尿病治疗中的重要性，我现在每天坚持进行运动锻炼，要么散步、慢跑，要么打太极拳、打羽毛球等，可运动后不是太劳累了，就是感到不解乏，总是掌握不好运动量，请问糖尿病患者如何正确掌握运动量？

解答：运动确实对健康有益，糖尿病患者宜坚持适宜的运动锻炼，但应选择力所能及、简单易行、体力负担不大、运动缓慢而有节奏、竞争不太激烈的运动，并结合自己的兴趣爱好，如选择散步、打太极拳等，同时应正确掌握运动量。

糖尿病患者选择运动要坚持 3 个原则，即有恒、有序、有度，做到长期规律地、循序渐进地、按个人具体情况适度地运动，从而获得满意的效果。运动量太小起不到运动锻炼的作用，过度运动不但难以达到运动锻炼的目的，还可引发诸多不适，诱发低血糖反应，甚至造成心血管意外或猝死，因此正确掌握运动量十分重要。运动量要因人而异，可根据运动时的心率以及运动后的反应进行调整。

确定运动量是否合适最常用的方法是根据心率。一般来说，健康的人，尤其是青年人，在运动时可根据身体的状况选择一些较为剧烈的运动，心率达到最高限度 130 次 / 分钟时，可取得最佳效果。糖尿病患者，尤其是中老年糖尿病患者，运动量应小一些，40~50 岁的糖尿病患者，运动量应能保障最高心率小于 120 次 / 分钟；50~60 岁的糖尿病患者在运动时，应以心率不高于 110 次 / 分钟为宜；60 岁以上的糖尿病患者，运动时的心率应根据身体的素质和病情适当掌握，但宜低于 110 次 / 分钟。对于血糖较高且不稳定的糖尿病患者，尤其应注意运动强度和运动量的掌握，以防引发严重不良事件。当然，用来衡量糖尿病患者运动量的标准并不是一成不变的，在实际运动中，还应结合自己的年龄、性别、体质、病情等因素灵活掌握。如果患者在运动时出现胸闷、胸痛、气短、喘息等症状，即说明运动量过大，应适当调整运动量至自己感觉舒适的程度。

在进行运动锻炼时，开始时运动量要小，锻炼的时间不宜过长，应循序渐进，根据病情和体力逐渐增加运动量。运动时间一般要求每次持续 10~30 分钟，每周 3~5 次，并宜根据运动者的身体状况和所选择的运动种类以及气候条件等灵活而定。

33 如何提高糖尿病患者运动锻炼的积极性？

咨询：我今年47岁，体形较胖，患糖尿病已3年，医生一再告诫我要在坚持服药、控制饮食的基础上坚持运动锻炼，可我由于时常感到身困乏力，加之缺乏信心，致使运动锻炼坚持不下来，请问**如何提高糖尿病患者运动锻炼的积极性？**

解答：运动锻炼在糖尿病的治疗中占有十分重要的地位，是综合治疗控制糖尿病的“五驾马车”之一。不过有相当一部分糖尿病患者由于有神疲乏力等症状，总是不愿意运动锻炼，还有的是“三天打鱼，两天晒网”，更有一部分患者是3分钟的热度，不能长期坚持，致使运动锻炼的效果大打折扣。为了提高糖尿病患者运动锻炼的积极性，不仅要让糖尿病患者知道运动锻炼的好处，还应从以下几点进行引导。

（1）列出每日的运动计划并督促执行，最好把计划写下来，放在最醒目的地方，每日提醒糖尿病患者，告知运动对糖尿病的益处，并监督其完成运动计划。

（2）与其他人结成运动伙伴，这样如果糖尿病患者对运动失去兴趣而欲放弃时，运动伙伴就会鼓励其坚持下去。

（3）要多种运动交替进行。长时间从事同一种运动，糖尿病患者会感觉单调，容易失去兴趣，因此可以选择自己喜欢的几项运动轮流进行。如每周2天慢跑、2天与朋友打羽毛球，另外2天则可以在悠扬的音乐声中打太极拳、做体操或跳舞，周日与家人一起散步、购物、做家务等。

（4）制定切实可行的目标，告诉糖尿病患者不要寄希望在短时间内就可以达到减肥和强壮身体的目的。最好制定一个长期目标，如在1年内通过运动减重5千克，同时还要有一个短期目标，如每周坚持运动5天等。

（5）对能坚持运动的糖尿病患者给予适当的奖励。如家人在糖尿病患者坚持一段时间的运动后，应该给予赞扬，让其有一种成就感，同时送一些小礼物等。

（6）为取得的成效而骄傲。在坚持一段时间的运动锻炼后，糖尿病患者的肌肉较前健壮，力量较前增加，并可能会为此而自豪，这样更可增强其运动锻炼的信心。

34 糖尿病患者应如何散步？

咨询：我今年47岁，患糖尿病已两年，在控制饮食的基础上，一直坚持服药治疗，我知道运动锻炼的重要性，而散步是一项简单有效、不受环境和条件限制的锻炼方式，我一直坚持散步锻炼，但至今没有掌握散步的要领，请您告诉我糖尿病患者应如何散步？

解答：俗话说："饭后三百步，不用上药铺"，"饭后百步走，能活九十九"。唐代著名医家孙思邈也指出："食毕当行步，令人能饮食、灭百病。”可见，散步是养生保健的重要手段。大量临床实践表明，散步也是防治糖尿病的有效方法。

每天坚持在户外进行轻松而有节奏的散步，可促进四肢及内脏器官的血液循环，调节神经系统功能，促进新陈代谢，调畅人的情志，解除神经、精神疲劳，使人气血流畅、脏腑功能协调，调整血糖代谢，稳定、降低血糖，减轻糖尿病患者心烦口渴、神疲乏力等自觉症状，预防或减少各种并发症的发生。

散步虽好但也须掌握要领，应注意循序渐进、持之以恒。散步前应使身体自然放松，适当活动肢体，调匀呼吸，然后再从容展步。散步时背要直，肩要平，精神饱满，抬头挺胸，目视前方，步履轻松，犹如闲庭信步，同时随着步子的节奏，两臂自然而有规律地摆动，在不知不觉中起到舒筋活络、行气活血、安神宁心、祛病强身的效果。糖尿病患者应根据个人的体力情况确定散步速度的快慢和时间的长短。散步宜缓不宜急，宜顺其自然而不宜强求，以身体发热、微出汗为宜。散步的方法有普通散步法、快速散步法以及反臂背向散步法等多种，糖尿病患者一般可采用普通散步法，即以每分钟 60~90 步的速度，每次散步 15~40 分钟，每日散步 1~2 次。

散步何时何地均可进行，但糖尿病患者应注意预防低血糖反应的发生，饭后散步最好在进餐 30 分钟后进行。散步的场地以空气清新的平地为宜，可选择公园之中、林荫道上或乡间小路等，不要到车多、人多或阴冷、偏僻之地散步。散步时衣服要宽松舒适，鞋要轻便，以软底鞋为好，不宜穿高跟鞋、皮鞋等。

35 爬山运动有利于糖尿病患者恢复健康吗？

咨询： 我患糖尿病多年，在控制饮食、坚持运动锻炼的基础上，一直服二甲双胍治疗，血糖控制得不错。今年退休，准备回老家生活，听说爬山是一项很好的运动锻炼项目，我想通过爬山锻炼身体，请问爬山运动有利于糖尿病患者恢复健康吗？

解答： 运动锻炼是综合治疗控制糖尿病的“五驾马车”之一，在糖尿病的治疗中占有十分重要的地位。糖尿病患者的运动锻炼方法多种多样，可以散步、跑步、做体操、打太极拳、练习祛病延年二十式、爬山等，其中爬山是一种比较理想的运动锻炼方式。若条件允许，您是可以进行爬山锻炼的。

运动锻炼能提高身体素质，增强机体抗病能力，糖尿病患者通过适当的运动锻炼，能消耗多余的热能，促进机体代谢，减肥降脂，增加对胰岛素的敏感性，从而有助于减少胰岛素和口服降糖药的用量，促进机体组织对糖的利用，特别是骨骼、肌肉对葡萄糖的摄取利用能力，恢复组织细胞对葡萄糖的吸收，使血糖、血脂水平下降，这对治疗控制糖尿病，减轻或避免并发症是十分有利的。

爬山运动是运动锻炼常用的方式之一，通过爬山运动可以明显提高腰、腿部的力量以及行进的速度、耐力、身体的协调平衡能力等身体素质，加强心、肺功能，增强机体抗病能力。糖尿病患者在有一定基础的前提下，可以适当延长运动锻炼的时间，增加爬山高度，这样可以消耗更多的热能。爬山时腿部大肌群参与较规律的运动，且有一定的负荷，可以促进血液循环，使更多的毛细血管扩张，加强氧交换，增强新陈代谢，使人体对胰岛素的敏感性增强，有利于更好地控制血糖水平。

由上可以看出，爬山对糖尿病患者恢复健康有促进作用，但糖尿病患者进行爬山锻炼也要注意一些问题。爬山要注意循序渐进，切不可突然加大运动量和运动强度，要适可而止，不要过度疲劳，最好在爬山前少吃一些食物或在饭后 1 小时开始爬山，以免发生低血糖。如有微血管病变、大动脉硬化病变、血糖不稳定且波动较大，以及身体虚弱、并发症较重等不宜进行爬山锻炼的情况时，切不可自作主张进行爬山锻炼，应在医生的指导下做适度的运动。

36 糖尿病患者运动锻炼时常有哪些错误的观点？

咨询：我患糖尿病已多年，经常听人说些诸如“每星期锻炼 10 分钟就能见效”“汗出得越多脂肪消耗得越多”等对运动锻炼的看法，我知道这些说法未必正确，但又不知道哪些观点是错误的，请问糖尿病患者运动锻炼时常有哪些错误的观点？

解答：运动锻炼是治疗调养糖尿病的重要方法之一，但有一部分糖尿病患者运动锻炼的观点是错误的，归纳起来主要有以下几种。

（1）每星期锻炼 10 分钟就能见效：要想通过锻炼得到健康，没有捷径可走，持之以恒才是关键。人们常说天天锻炼才能健康，即使不能做到天天锻炼，最少每周要进行3~5次运动，每次 30 分钟左右，选择有身体大肌群的运动，如骑自行车、跳绳、散步、游泳、跳舞等。如果一两天内忘了锻炼，不要试图做双倍的运动来补偿，这样很容易受伤。

（2）汗出得越多脂肪消耗得越多：为了汗出增多，有的人会穿几层厚衣服或者穿塑身减肥衣锻炼，指望脂肪能随着汗水排掉，不幸的是这样失去的是水分而不是脂肪。要想消耗较多的脂肪，必须使全身松弛的肌肉发热，最好的方法就是坚持运动，而不是走所谓穿厚衣服使之出汗的捷径。

（3）锻炼中没有痛苦就没有收获：有相当一部分人认为锻炼中没有痛苦就没有收获，倾向于过度增加运动量以更快地见效，其实这种观点是错误的。这样做的结果往往是因受伤或肌肉疼痛致使运动锻炼半途而废。选择任何一项运动都必须缓慢、逐渐地增加运动量，先舒展一下身体，然后再进行运动锻炼，做到循序渐进、持之以恒。

（4）坚持运动锻炼可以增加食欲：这种观点其实是片面的。通常对于持续 60 分钟或更长时间的高强度运动来说，运动确实能增加食欲，然而少于 60 分钟的低、中强度的运动，可能会在运动后的 1~2 小时内降低食欲。

37 糖尿病患者运动锻炼时应注意什么？

咨询： 我今年42岁，3个月前查出患有糖尿病，我知道运动锻炼的重要性，也一直坚持进行运动锻炼。听说糖尿病患者的运动锻炼并非是随意的，有很多需要注意的地方，麻烦您告诉我**糖尿病患者运动锻炼时应注意什么？**

解答： 的确像您说的那样，运动锻炼是治疗调养糖尿病的重要方法，但糖尿病患者的运动锻炼并非是随意、无限制的，而是有很多需要注意的地方。为了保证运动锻炼安全有效，避免不良事件发生，糖尿病患者在进行运动锻炼时，应注意以下几点。

（1）恰当选法：运动锻炼的种类很多，糖尿病患者要根据自己的年龄、体质、环境以及病情等的不同，在医生的指导下选用适当的运动锻炼方法。要了解所选运动项目的注意事项及禁忌证，最好在医生的指导下进行锻炼。

（2）量力而行：若运动量太小，则达不到预期的目的；若运动量太大，则容易引起诸多不适，甚至引发并发症。因此，糖尿病患者要根据自己的情况选择适度的运动量，量力而行地进行锻炼。要掌握循序渐进原则，开始时运动强度不宜过大，持续时间不要过长，随着运动能力的增强逐渐增加运动量，以不疲劳、练后轻松舒适、稍微出汗为宜，禁止剧烈运动。

（3）注意体检：在运动锻炼前，要做好身体检查，了解健康状况，排除隐匿之痼疾，同时要注意自我医疗监护，防止意外事故发生，严防有禁忌证的患者进行运动锻炼。如果在运动中出现不适，应立即停止运动，必要时应找医生诊治或打急救电话。

（4）持之以恒：运动锻炼贵在坚持，决不可半途而废。只有每天进行运动锻炼，长期坚持，并达到一定的强度，这样才能有良好的锻炼效果。希望短期内就有明显效果，或是"三天打鱼、两天晒网"，都不会达到应有的效果。

（5）选好时间：清晨起床后空腹状态下进行运动锻炼是最不可取的，因为这个时间段容易发生危及生命的低血糖反应。糖尿病患者适宜的运动锻炼时间宜以吃第一口饭算起饭后 45~60 分钟开始运动，如上午 8~10 时或下午 3~5 时运动比较适宜。

（6）配合他法：运动锻炼并非万能，它显效较慢，作用较弱，有一定的局限性，应注意与药物治疗、饮食调养等其他治疗调养方法配合应用，切不可本末倒置地一味强调运动锻炼而忽视了其他治疗方法。

38 糖尿病足患者能参加运动锻炼吗?

咨询：我今年 46 岁，患糖尿病已 10 多年，去年开始出现糖尿病足并发症，双脚经常感觉麻木不适、酸胀热痛。前天听人说出现糖尿病足就不能进行运动锻炼了，我知道运动锻炼的重要性，但又担心运动锻炼会加重病情，请问糖尿病足患者能参加运动锻炼吗?

解答：总的来说，糖尿病足患者能不能参加运动锻炼，要视具体情况而定。糖尿病足是糖尿病最常见的并发症之一，其有两种情况，一种是开放性病变（溃疡、感染、坏疽）的足，另一种是足部虽然没有开放性病变，但存在发生病变的危险因素，如神经病变、血管病变（通常为危险足）。原则上，有开放性病变的足是不适合运动锻炼的，而没有开放性病变的危险足是可以运动的，因为适当的运动可以改善下肢与足的血液循环，但应注意以下情况。

（1）选择合适的鞋，如运动鞋、布鞋或皮鞋，大小必须合适。

（2）每次运动前，要检查鞋内有无异物、破损，不穿有破损或修理过的鞋。

（3）一旦发现有皮肤破溃，应及时到医院就诊。

（4）有足畸形或肿胀时尤其要注意，千万不可赤脚或穿凉鞋运动。

（5）有足畸形或肿胀的患者以散步为宜，不可选择较剧烈的运动。

（6）运动中一旦出现下肢疼痛，可能提示血管病变较重，应及时到医院诊治，不要坚持原来的运动，可改为其他合适的运动方式。

（7）有慢性溃疡但没有感染的患者，在使用特殊的鞋或鞋垫以保证溃疡处不受到压迫的前提下，可以适当运动。

39 糖尿病患者应怎样注意个人卫生?

咨询： 我今年48岁，1个月前确诊患有糖尿病，医生说一定要注意控制饮食，坚持运动锻炼，按时服药，并注意个人卫生，定期复查病情。我知道糖尿病患者容易并发感染，注意个人卫生是为了预防感染，但不清楚应怎样做，请问糖尿病患者应怎样注意个人卫生?

解答： 正像您说的那样，注意个人卫生是预防感染发生的重要一环。糖尿病患者由于机体代谢紊乱，体质较弱，抗病能力差，很容易并发各种急性或慢性感染，同时感染一旦出现，不仅难以控制，还会进一步影响糖尿病患者的病情，使糖尿病恶化，形成恶性循环。因此，糖尿病患者一定要注意个人卫生，以预防感染的发生，通常应从以下几个方面入手。

（1）平时要注意勤洗澡、勤换衣，保持皮肤清洁，防止皮肤化脓感染。女性用化妆品也有引起感染的可能，男性刮脸时要小心，以免划破皮肤引发感染。注意预防感冒等，以防合并细菌感染。

（2）注意口腔卫生。由于糖尿病患者易并发牙周病、口腔真菌感染，所以要保持口腔卫生，做到睡前、早起后刷牙，每次餐后要刷牙漱口。

（3）糖尿病患者容易合并泌尿系感染，尤其是女性糖尿病患者，所以要注意保持外阴清洁，便后及性生活后要清洗局部，这对预防尿路感染很有帮助。

（4）糖尿病患者容易较早地发生动脉硬化，出现足坏疽，即使足部轻微的损伤都会引起感染，发生坏疽，甚至需要截肢。因此对糖尿病患者来说，注意保护足部、讲究足部卫生十分重要。建议糖尿病患者每日都要用温水洗脚，注意检查足部情况，如发现有水疱、皮裂、磨伤、鸡眼、胼胝、甲沟炎、甲癣等要及时处理。

40 糖尿病患者开车时应注意什么？

咨询：我患糖尿病已 7 年，在控制饮食的基础上一直坚持服格列齐特治疗，病情控制得还算满意，近几年家庭经济条件改善了，于上周购置了一台小汽车，免不了以后经常要开车，曾听医生说过糖尿病患者开车要格外小心，请您告诉我**糖尿病患者开车时应注意什么？**

解答：为安全起见，糖尿病患者在开车时应注意以下几点。

（1）开车前最好检测一下自己的血糖，仅凭感觉判断血糖的高低是非常危险的。如果是长途驾车，出发前还应计划好停车休息的时间，并注意每隔一段时间检测 1 次血糖。

（2）如果开车前距离上次进餐时间已超过 2 小时，应适当补充些食物。

（3）胰岛素注射治疗的糖尿病患者，要考虑最近 1 次的胰岛素注射时间，如果胰岛素作用最强的时间是在开车的时间内，则开车前应适当补充些食物。

（4）即使行驶距离很短，车上也要备些点心或含糖饮料，以预防低血糖发生。

（5）如果确实需要治疗低血糖，请务必靠边停车，绝对不可继续开车。

（6）条件许可的话，最好在车上备一台便携式血糖仪，以备急用。

41 糖尿病患者如何提高性生活质量？

咨询：我今年36岁，平时喜欢饮酒，体形较胖，自从去年查出患有糖尿病后，酒戒了，饮食也控制了，同时坚持服用二甲双胍，每次查血糖均在正常范围，可不知为何，近来感觉性生活质量日渐下降，请问**糖尿病患者如何提高性生活质量？**

解答：糖尿病患者由于疾病、用药以及心理因素等的影响，很容易出现性快感减退。那么糖尿病患者应该如何提高性生活质量呢？

性快感是性生活质量的一个重要指标，影响性快感的因素有很多，有生理性的，也有病理性的以及药物引起的，因此首先要对性快感减退有一个正确的认识。随着年龄的增长，人体的各种生理功能逐渐减退，性快感也会随之下降，这是正常的生理现象，对此应解除心理上的负担，以延缓性快感的减退。

对于劳累过度（包括房劳）、精神状态不佳、不良生活习惯、夫妻关系不和以及工作、社会等因素引起的一过性快感减退，解除其诱因，性快感即可逐渐恢复。对于药物引起的性快感减退，则尽量停用影响性快感的药物，或改用对性快感无影响或影响较小的药物，对于不得不使用影响性快感的药物时，要向患者解释清楚，以免增加其心理负担而进一步加重性快感的减退。

糖尿病患者为了提高性生活质量，一方面要积极防治原发病，强化控制血糖、血压、血脂，注意减肥，适当加大运动量等，以促使其性快感的恢复。另一方面要注意养生保健，保持心情舒畅，生活要有规律，不过度疲劳、紧张，做到劳逸结合，戒除吸烟饮酒，同时要注意饮食调养。此外，还要积极开展性健康教育，使患者懂得性快感减退的原因，防止因认识误区而出现心理上的性快感减退，采取切实可行的措施，尽可能避免或减轻因病情和药物引起的性快感减退，同时夫妻要密切配合，营造良好的性爱环境，以期达到提高性生活质量的目的。

42 糖尿病患者外出旅游时应注意什么？

咨询：我今年 61 岁，患糖尿病已多年，一直坚持综合治疗，血糖控制较满意。今年退休后不用天天上班了，准备不定时外出旅游，但又担心会对病情造成不良影响，心里很矛盾，请问糖尿病患者外出旅游时应注意什么？

解答：无论是踏青访梅、采枫拾贝，还是平江远眺、瞩目登高，都会使人精神愉悦、焕然一新，因而越来越多的人倾心于旅游，其中不乏许多糖尿病患者。有相当一部分糖尿病患者和您一样，常会因害怕旅游时发生意外，或担心影响正常治疗而顾虑重重，心里充满矛盾。其实糖尿病患者照样能旅游，只要做到适度，旅游对糖尿病的治疗康复也是有益的。

外出旅游，暂时停止工作、改换环境、转移注意力，可解除疲劳、稳定情绪，这对糖尿病大有好处。国外盛行"森林疗法"，因为森林远离闹市，环境优美，有助于人们保持良好的情绪，同时树木还会散发出一种芳香物质，有利于循环功能的改善，森林中还有丰富的负离子，它是一种有益于健康的物质，能促进新陈代谢，提高机体免疫力。一些疗养院就会建在流水潺潺的丛林中，借此来达到治疗调养、祛病延年的目的。当然，如果没有充足的时间和条件，经常去富含负离子的河边、草地、田野，同样有益身体健康。

旅游确能消除糖尿病患者烦闷的心情，解除精神紧张疲劳，而且有利于减轻体重，提高机体对胰岛素的敏感性，改善血糖和脂肪代谢，有助于糖尿病的治疗和康复，但旅游只限于病情稳定且没有严重的心、脑、肾等并发症的糖尿病患者。理想的血糖水平、充分的物质和身体准备、合理的起居安排是保证糖尿病患者外出旅游安全和顺利的重要前提，糖尿病患者在外出旅游时应注意以下几个方面。

（1）出发前检查身体：糖尿病患者远行前应该到医院进行一次比较全面的体检，了解血糖控制情况，有无慢性并发症或高血压、高脂血症、冠心病等其他疾病。如果病情不稳定，血糖持续偏高、剧烈波动，则不宜旅游；如果伴有感染、酸中毒或其他较为严重的并发症，则严禁外出旅游。病情稳定者可以放心去旅游。

（2）随身携带好“病情身份证”：在旅途中随着环境、饮食、运动量的改变，糖尿病患者病情发生变化的可能性大大高于平常，而且这种变化一旦发生往往比较迅速，容易与其他疾病相混淆，因此不妨自制一个卡片，写上简单的病史、有无并发症或其他疾病、经常使用药物的种类和剂量等，最好和身份证放在一起，以便发生意外时供医生或旁人参考。

（3）注意经常自己测量尿糖：外出旅游时还应随身携带尿糖检测试纸，以便定时测量尿糖，了解病情的变化情况。若有条件还可以携带便携式血糖仪，以监测血糖的变化。

（4）带足治疗糖尿病的药物：糖尿病患者的药物治疗是不能中断的，外出旅游前应根据旅行时间的长短和平时的用药情况，准备好足够的治疗糖尿病的药物及其他相关用品，以备旅途中使用。

（5）避免劳累，做到劳逸结合：旅行中环境、气候和生活条件改变，运动量也往往超过平时，糖尿病患者应根据自己的耐受程度，合理安排旅途和行期，在体力上留有余地，做到劳逸结合，避免劳累，尽可能保持日常的运动量。

（6）重视防治低血糖反应：糖尿病患者由于旅途中体力消耗大、饮食不规律，容易反生低血糖反应，出现心慌、出汗、乏力、视物模糊等，这往往预示着可能发生了低血糖反应，此时吃一点糖果即可迅速缓解。因此，糖尿病患者虽然平时不宜吃糖，但旅游时应随身携带糖果以防低血糖反应的发生。

43 糖尿病患者如何注意心理保健?

咨询: 我今年 47 岁，1 周前确诊患有糖尿病。听说糖尿病是一种全身受害、难以根除的慢性病，容易引起各种并发症，还会给儿女添麻烦。现在我思想负担很重，天天闷闷不乐，睡眠也差了，我想摆脱焦虑、烦恼、沮丧的情绪，请问**糖尿病患者如何注意心理保健?**

解答: 注意心理保健，摆脱焦虑、烦恼、沮丧的情绪，对糖尿病患者十分重要。心理保健实际上是调整心态，改善情绪，减轻精神负担，增强战胜疾病信心的过程。作为患者，应该主动配合医生的治疗措施，调整心态，调节情绪，从而把心理因素对疾病的影响控制在最低点。糖尿病患者的心理保健应注意从以下几个方面入手。

（1）正确对待疾病：临床中经常发现，许多糖尿病的“老患者”往往对其所患的糖尿病并不十分关心，他们对病情的波动已不那么计较了，因而显得有些漫不经心，思想上存在麻痹意识。由于患病多年，对糖尿病诸如口渴心烦、神疲乏力等不适症状也慢慢适应了，这些患者往往不重视科学的治疗和调养，认为没有什么不舒服就不用吃药调理，没必要天天控制饮食，对有关糖尿病的知识更是知之甚少，有的人甚至不听医生的劝告随意停药，殊不知这样做会使病情加重，极易引发各种并发症。克服麻痹思想、正确对待疾病，是糖尿病患者心理保健的重要一环，糖尿病患者务必牢记。

（2）解除心理负担：与思想上存在麻痹意识者相反，有些糖尿病患者发现自己患病后，思想负担很重，情绪极不稳定，终日忧心忡忡，结果使病情加重。有的患者出现消极沮丧、失去信心的不良心理，觉得自己给家庭和社会带来负担，成了“包袱”，不愿按时服药，不肯配合食疗、运动疗法，等待“最后的归宿”；也有的患者因一时病情控制不理想，对治疗失去信心，变得焦躁不安、怨天尤人。其实这种心理负担是完全没有必要的。尽管糖尿病直到目前尚缺乏彻底治愈的方法，需要长期治疗，但若能树立战胜疾病的信心，解除心理负担，改善不良的生活方式，化解心理矛盾，与医生密切配合，坚持治疗调养，是完全能够控制病情，正常生活的。

（3）保持平和心境：对糖尿病患者来说，除了药物治疗、饮食调理、运动锻炼以及各种保健手段外，保持乐观、平和的心境是十分重要的。人们常说“人生在世，时时有不如意之事”，关键要看是否能“想得开”，及时调节自己的心境。如能处惊不乱，坦然面对一切挫折，则为上等的境界。当遇到不满意的人和事，不要由着性子大发脾气，而要注意先“冷处理”，避免正面冲突，切忌生闷气，同时还应培养多种兴趣，多参加一些公益活动，做到笑口常开、乐观松弛。

（4）消除忧虑猜疑：有的糖尿病患者一旦确诊为糖尿病后，便把注意力集中在疾病上，稍有不适便过度紧张，怀疑是否病情加重了，终日忧心忡忡；有的患者看了一些有关糖尿病的科普读物，或报纸杂志上的科普文章，便把自己的个别症状及身体不适进行“对号入座”，怀疑自己病情加重，对医生的解释总是听不进去，疑虑越多，自觉症状越重，这样形成恶性循环，使患者终日心烦意乱，无所适从。有的患者因为猜疑过多，对治疗失去信心，往往借酒消愁、借烟解闷，反而会使病情日趋加重。因此，建议糖尿病患者注意消除忧虑、猜疑的心理，采取多种自我调养方法，培养多种爱好和兴趣，转移对疾病的注意力。

44 糖尿病患者日常生活中应注意什么？

咨询：我前天查出患有糖尿病，已经开始在控制饮食的同时服药治疗。我知道疾病是“三分治疗，七分调养”，糖尿病患者除了进行必要的针对性治疗外，在日常生活中还应重视自我调养，请问糖尿病患者日常生活中应注意什么？

解答：人们常说疾病“三分治疗，七分调养”，糖尿病更是如此。糖尿病与日常生活中的饮食不当、起居失宜、缺乏锻炼、情志失调等密切相关，因而糖尿病的治疗调养应注意从日常生活调摄做起，主要从以下几点入手。

（1）重视定期测血糖：定期检测血糖是糖尿病患者日常生活中应当重视的，是指导用药的“金钥匙”。许多糖尿病患者不重视血糖的定期检测，常常仅凭自身的感觉判断血糖的高低，或作为药物治疗的指征，这样是十分危险的。糖尿病患者不注意定期检测血糖，是导致病情加重或产生严重并发症的重要原因。一般情况下，糖尿病患者在血糖升高时，常会感到口渴心烦、多饮多尿、神疲乏力明显，但由于长期处于高血糖或波动性较大的情况下，患者逐渐适应了高血糖状态，反而感觉自觉症状减轻，此时若不借助定期检测血糖来指导用药，则很容易在某些特殊诱因促发下，产生严重的心、脑、肾等并发症，甚至会有致命的危险。实际上，患糖尿病并不可怕，患者如能做到定期检测血糖，根据情况调整用药，就可以获得药物治疗的最佳效果，把血糖控制在理想水平。至于如何确定测量血糖的周期、时间，应在医生的指导下进行。只有定期测量血糖，做好糖尿病患者的血糖监测工作，才能最大限度地降低糖尿病给机体带来的危害。

（2）坚持用药不能忘：定期测量血糖是为了掌握血糖的动态变化，以便恰当地应用药物。糖尿病是一种难以根治的慢性病，一旦罹患通常需终生服药。糖尿病患者应在医生的指导下按时服药，并长期坚持，以使血糖接近正常或正常，并保持稳定，减少血糖升高给机体造成的危害。如果没有规律用药，随意停药，血糖时高时低，则很难阻止糖尿病病情的发展，进而容易引发各种并发症。

（3）天天应有好心情：对于糖尿病患者，除了药物治疗外，保持心理平衡至关重要，对于不满意的人或事，要进行“冷处理”，避免正面冲突。要培养多方面的兴趣，积极参加力所能及的社会公益活动及适合自己的文化娱乐活动，也可以培养自己的业余爱好，如学绘画、书法、种花、养鸟、垂钓、听音乐等。良好的兴趣和爱好可以开阔胸怀，陶冶情操，缓解身心紧张劳累，对于调节情绪和保持心理平衡大有裨益。愿所有的糖尿病患者时时都能心情舒畅，天天都有好心情。

（4）运动锻炼不可少：运动锻炼是调治糖尿病的重要手段之一，适当的运动锻炼能促进新陈代谢，减轻肥胖，降低血压、血脂，降低和稳定血糖，并可增加人体对胰岛素的敏感性，对高血压、高脂血症、动脉硬化、冠心病以及糖尿病等疾病的治疗都是十分有益的。适宜糖尿病患者运动锻炼的项目多种多样，糖尿病患者可根据自己的具体情况，在医生的指导下有选择地进行锻炼，并养成习惯，长期坚持，以求获得最佳的运动锻炼效果。

（5）切记要控制饮食：饮食调养是防治糖尿病的“五驾马车”之一，控制好饮食是落实防治糖尿病综合措施的重要体现。严格控制总热量，合理饮食，科学配餐，是糖尿病患者饮食疗法的基础原则。糖尿病患者应在医生的指导下科学合理地安排日常饮食，以满足食疗的要求。

（6）注意戒烟慎饮酒：吸烟是不良嗜好，对人体的危害很大，尽管饮少量低度优质红酒对身体有益，但酗酒是有百害而无一利的。吸烟和过度饮酒都不利于糖尿病的治疗和康复，因此注意戒烟慎饮酒也是糖尿病患者在日常生活中应当注意的。

生活起居在糖尿病的治疗与康复中占有十分重要的地位，糖尿病患者应做到科学安排起居，克服日常生活中有碍健康的不良习惯，积极进行治疗调养。愿所有的糖尿病患者都能像健康人一样工作、生活和长寿。

45 糖尿病患者应如何进行自我保健?

咨询： 我今年46岁，最近查出患有糖尿病，医生说糖尿病是一种难以治愈的慢性病，患者要注意自我保健，以配合治疗。我只知道坚持按时服药，注意控制饮食，加强运动锻炼，对其他的保健知识不太了解，请您给我介绍一下糖尿病患者应如何进行自我保健?

解答： 糖尿病确实是一种难以治愈的慢性病，并且容易引发诸多并发症，血糖的高低以及稳定与否和糖尿病患者的日常生活起居密切相关。因此，糖尿病患者学习掌握一些有关防治糖尿病的基本知识，学会日常生活中自我调养保健的方法十分重要。下面介绍一些有关糖尿病患者自我保健的常识，希望对您有所帮助。

（1）保持乐观的情绪和积极的生活态度，要懂得只要控制好病情，糖尿病患者能同健康人一样愉快的生活、长寿。

（2）养成有规律的生活习惯，每天按时睡觉，按时起床，定时、定量进餐，劳逸结合。

（3）注意饮食调养，饮食宜清淡、多样，不要过咸和偏食，慎食高脂饮食，忌甜食，饮食量按每日所需总热能计算，不要贪饱，宜少食多餐。

（4）坚持运动锻炼，运动锻炼宜循序渐进、持之以恒，不宜空腹运动，不要过度疲劳。

（5）要了解和掌握低血糖反应的知识，尤其外出活动时或运动量大时要随身携带食物，及时加餐，以防发生低血糖反应。

（6）应戒除吸烟饮酒，尤其是不要空腹饮酒及饮烈性酒。如若饮用啤酒也要适量，并且要根据情况减少主食摄入量。

（7）注意足部卫生，坚持每晚用温水洗脚。因足部感觉迟钝，所以水温不要过热，以免烫伤。鞋袜要松紧适当，不要穿硬质鞋、袜，冬季要注意足部保暖。

（8）注意口腔卫生及眼部卫生，早晚洗漱，避免视力疲劳。

（9）多与医生沟通，定期检测血糖、尿糖、血压及肝功能、肾功能、血脂、心电图、眼底等，如有不适应及时到医院就诊。